Stéphanie Hausknecht

Animer des séances de Sophrologie 10 séances de groupe

Stéphanie Hausknecht

Animer des séances de Sophrologie
10 séances de groupe

Éditions Vie

Imprint
Any brand names and product names mentioned in this book are subject to trademark, brand or patent protection and are trademarks or registered trademarks of their respective holders. The use of brand names, product names, common names, trade names, product descriptions etc. even without a particular marking in this work is in no way to be construed to mean that such names may be regarded as unrestricted in respect of trademark and brand protection legislation and could thus be used by anyone.

Cover image: www.ingimage.com

Publisher:
Éditions Vie
is a trademark of
International Book Market Service Ltd., member of OmniScriptum Publishing Group
17 Meldrum Street, Beau Bassin 71504, Mauritius

Printed at: see last page
ISBN: 978-620-2-49553-0

SOMMAIRE

PREFACE 2

DECOUVERTE DE LA SOPHROLOGIE 3

FICHE DE SYNTHESE : DECOUVERTE DE LA SOPHROLOGIE 12

RELAXATION 14

FICHE DE SYNTHESE : RELAXATION 24

VITALITE / ENERGIE ET DYNAMISME 26

FICHE DE SYNTHESE : VITALITE / ENERGIE ET DYNAMISME 35

LA CONFIANCE EN SOI 37

FICHE DE SYNTHESE : LA CONFIANCE EN SOI 46

ATTEINDRE SES OBJECTIFS 48

FICHE DE SYNTHESE : ATTEINDRE SES OBJECTIFS 57

LE LACHER-PRISE 59

FICHE DE SYNTHESE : LE LACHER-PRISE 68

RETROUVER LE SOMMEIL 70

FICHE DE SYNTHESE : RETROUVER LE SOMMEIL 77

LE MAL DE DOS 79

FICHE DE SYNTHESE : LE MAL DE DOS 88

SOPHROLOGIE POUR LES ENFANTS 90

FICHE DE SYNTHESE : SOPHROLOGIE POUR LES ENFANTS 100

AQUA-SOPHROLOGIE 102

FICHE DE SYNTHESE : AQUA-SOPHROLOGIE 111

PREFACE

J'ai réuni dans cet ouvrage des séances collectives de sophrologie comme j'aime les pratiquer. C'est-à-dire en deux temps, une partie dynamique composée de petits exercices, notamment de respiration, puis une partie statique orientée plus sur la détente du corps et des exercices de visualisation. Tout en restant bien sûr dans chaque partie à l'écoute des sensations corporelles.

Mais libre à vous de faire différemment, de ne faire que des séances statiques ou que des séances dynamiques en combinant les exercices des différents thèmes ou en développant un thème plus précisément.

Les séances sont rédigées de façon impersonnelles car elles ne s'adressent pas directement aux sophronisés, mais au sophrologue ou à l'animateur. Il conviendra donc de s'approprier ces textes, de les personnaliser et d'utiliser le « vous » à la place du « on ».

Chaque sujet de ce livre est complètement détaillé et comporte une fiche de synthèse qui peut être emmenée sur place ou mémorisée et qui laisse la place à l'imagination du guide de la séance.

Je vous conseille fortement d'avoir une approche utilisationnelle, d'adapter selon les situations, de faire vivre ces séances et de les faire évoluer. Alors partagez, vivez la sophrologie, communiquez votre enthousiasme pour la rendre encore plus populaire, transformez ces séances pour en faire des séances qui vous ressemble. La sophrologie est au-delà d'un ensemble de techniques de bien-être, c'est un réel art de vivre.

Stéphanie HAUSKNECHT

DECOUVERTE DE LA SOPHROLOGIE

Séance de découverte, d'initiation à la sophrologie.

➢ ***Sophrologie Dynamique :***

✓ Respiration sus-claviculaire (5X – 1 à 3 séries).

Cette respiration sert notamment à éliminer les migraines, maux de tête, raideurs dans le cou et la nuque ainsi que les tensions dans la zone des trapèzes. Elle sert également à éliminer tout le stress psychologique, toutes les pressions mentales du cerveau.

Mains derrières la nuque, inspiration par le nez pendant 5 secondes en basculant légèrement la tête en arrière – Rétention 2 secondes – Expiration par la bouche pendant 8 secondes en redressant la tête. Visualiser toutes les pressions mentales du cerveau qui disparaissent, tout le stress psychologique qui s'élimine. Vivance de la détente mentale.

Pause d'intégration en relâchant les bras entre chaque série, sensation de mise au repos du cerveau.

✓ Respiration Thoracique (5X – 1 à 3 séries).

La respiration thoracique va permettre de se concentrer sur une respiration au niveau de la poitrine. Cette respiration est très utile pour ramener le calme face à une situation stressante et permet de lâcher la

pression après une journée difficile. Elle sert également à éliminer toutes les tensions inutiles ainsi que le stress psychologique.
Inspiration par le nez pendant 5 secondes, mains posées sur les côtes, sentir les côtes qui se soulèvent (respiration haute) – Rétention 2 secondes – Expiration par la bouche pendant 8 secondes en appuyant légèrement sur les côtes. Visualiser les tensions inutiles qui s'évacuent, le stress psychologique qui disparaît. Vivance de la sensation de bien-être.

Pause d'intégration en relâchant les bras entre chaque série, sensation de libération et de bien-être.

✓ Respiration Abdominale (5X – 1 à 3 séries).

La respiration abdominale va permettre d'assouplir le diaphragme bloqué par le stress. Son rythme lent envoie un signal de ralentissement au système nerveux, les mouvements du diaphragme vont exercer un massage interne de tous les organes.

Cette respiration est très utile pour éliminer tous les symptômes physiques du stress : sensation de boule au ventre, mains moites, voix tremblante, souffle coupé, trac... Utiliser cette technique avant toute situation stressante comme un entretien important, une prise de parole en public, un concert, un examen ou une simple visite chez le dentiste...

Inspiration par le nez pendant 5 secondes, doigts croisés sur l'abdomen, sentir le ventre qui se gonfle (respiration basse) – Rétention 2 secondes – Expiration par la bouche pendant 8 secondes en appuyant sur le ventre comme pour le faire toucher avec le dos. Visualiser les tensions physiques qui s'évacuent, les symptômes physiques du stress (respiration accélérée, mains moites, tremblements...) qui disparaissent. Vivance de la sensation d'apaisement.

Pause d'intégration en relâchant les bras entre chaque série, sensation de calme et de détente.

✓ Respiration Totale (3X – 1 série).

Cette respiration permet de diffuser le bien-être dans tout le corps et dans tout l'esprit. L'utilisation des bras améliore la respiration et atténue la sensation de blocage. La reproduire pieds nus dans la nature, sur de l'herbe fraiche, du sable chaud…

Inspiration par le nez pendant 5 secondes en levant les bras jusqu'au dessus de la tête et en pensant « tout mon corps » – Rétention 2 secondes – Expiration par la bouche pendant 8 secondes en relâchant les bras le long du corps et en pensant « est parfaitement détendu ». Visualiser tout le corps qui se relâche complètement, chaque membre, chaque muscle, chaque os. Vivance de la sensation de bien-être qui se diffuse dans tout le corps.

Pause d'intégration en gardant les bras relâchés entre chaque série, sensation de douce énergie qui se diffuse dans tout le corps.

➢ ***Sophrologie Statique :***

✓ <u>Installation dans une position agréable.</u>

Installation dans une position agréable, assis ou allongé, les yeux fermés. L'attention se porte sur la respiration, sans la modifier. Observation du rythme, de l'amplitude, de la cadence de la respiration. Sensation du ventre qui se soulève à l'inspiration et qui s'abaisse à l'expiration.

Prise de conscience des points d'appui entre le corps et la chaise ou le sol. Approfondissement du souffle qui devient plus calme, plus régulier.

✓ <u>Exercice de visualisation – Magnifique plage.</u>

Visualisation d'une magnifique plage, connue ou imaginaire. Voir tous les détails du décor, faire « comme si vous y étiez ». Observer les différentes couleurs : celles de la mer, les reflets sur l'eau, toutes les nuances de bleu. Les couleurs du ciel : Tout le dégradé de bleu du ciel, les nuages cotonneux.

Observer les formes, peut-être un bateau au loin, une roche, un arbre. Visualiser la taille, les contours.
Regarder l'ensemble de ce magnifique paysage, se sentir bien, calme et détendu.

Ecouter tous les sons : le bruit des vagues, l'eau qui se retire, le chant des mouettes au loin, le bruit de leurs ailes. Ecouter et entendre ce paysage, se l'imaginer ou se le remémorer.

Continuer d'observer ce magnifique décor, de l'écouter et se sentir toujours bien, calme et relâché.

Respirer les bonnes odeurs de la mer : l'air iodé, la crème solaire sur la peau. Sentir et s'imprégner de toutes ces odeurs de la mer.

Et visualiser l'ensemble de ce paysage, l'écouter, le respirer et se sentir parfaitement bien.

Puis toucher différentes textures : la chaleur des rayons du soleil sur toutes les parties découvertes de la peau : le visage, les mains, peut-être le dos. Se concentrer et ressentir cette chaleur sur la peau, puis la texture du sable chaud sous les pieds nus. Avancer vers l'eau, avoir la sensation agréable de l'eau tiède sur les pieds.

Voir l'ensemble de ce magnifique décor, entendre tous les sons, sentir toutes les bonnes odeurs de la mer et toucher les différentes textures. Etre parfaitement bien, calme, détendu et relâché.

Puis se concentrer pour percevoir un goût : le sel sur les lèvres, un aliment ou une boisson fortement appréciée. Imaginer, se remémorer ce goût.

Regarder dans sa globalité ce magnifique paysage par tous ses sens, avoir ce sentiment de détente profonde.

Puis évoluer dans ce décor de rêve : marcher, se baigner, s'allonger, s'assoir, peu importe, se sentir juste parfaitement bien, calme, détendu et relâché.

Laisser quelques secondes, les personnes évoluer librement dans leur paysage, faire une pause d'intégration pour laisser le temps au corps de s'imprégner de toutes ces douces sensations.

✓ Sophronisation de Base - Méthode par segment.

Relâcher tout le corps segment par segment, afin de vivre la détente. Porter l'attention sur la tête, le cuir chevelu, chaque cheveux du crâne et en soufflant lentement par la bouche, détendre le crâne.

Laisser-aller le front, porter l'attention sur le front et effacer toutes les petites rides de soucis, de fatigue, et le lisser comme l'eau d'un lac tranquille. Puis prendre conscience des yeux, relâcher les yeux, relâcher tous les petits muscles autour des yeux.

Prendre conscience des pommettes, des joues, libérer les joues et souffler lentement. Laisser la langue se détendre à l'intérieur de la bouche et laisser la mâchoire se relâcher et le relâchement de la mâchoire entraîne le relâchement des oreilles.

Maintenant tout le visage est complètement détendu, inspiration profonde par le nez en contemplant le visage et expiration lente par la bouche pour vivre la détente qui s'installe.

Visualiser les épaules, les membres supérieurs depuis les épaules, les bras, les avant-bras en passant par les coudes, les mains en passant par les poignets, jusqu'au bout des doigts qui se relâchent complètement. Vivre la détente totale des membres supérieurs.

Imaginer, visualiser toutes les tensions du haut du corps qui descendent le long des bras et s'évacuent par le bout des doigts.

Contemplation du dos, le laisser s'étaler complètement, tous les muscles du dos sont complètement détendus, toutes les tensions musculaires s'évacuent. Prendre conscience de la colonne vertébrale, de chaque vertèbre qui s'assouplissent puis prendre conscience du cou, de la nuque, de la gorge, des cervicales qui se détendent complètement. Prendre conscience que la tête, les épaules, les bras, le dos et le cou sont maintenant sans tension.

Amener à la conscience le thorax, la cage thoracique, relâcher les muscles pectoraux, les muscles intercostaux, souffler lentement. Prendre conscience de son rythme cardiaque, tranquille et régulier, prendre conscience de sa respiration, et laisser les côtes flotter sur les mouvements de la respiration. Vivre la présence de sa respiration douce et agréable, inspiration profonde et expiration lente.

Puis porter l'attention sur les organes digestifs, relâcher les organes digestifs, leur laisser la place, ressentir le diaphragme situé juste en dessous des côtes et laisser le diaphragme se détendre.

Contempler son corps, inspiration profonde et expiration bien lente en pensant « tout mon corps se relâche » puis prendre conscience du bassin, débloquer les articulations du bassin. Laisser les muscles fessiers se relâcher, puis laisser les cuisses se détendre, les genoux se déverrouiller, les mollets, les tibias, les chevilles et les pieds.

Imaginer, visualiser toutes les tensions du bas du corps qui descendent le long des jambes et s'évacuent par le bout des orteils.

Tout le corps est maintenant complètement détendu et relâché. Puis amener à la conscience le cerveau. Laissez le cerveau se libérer de toutes les pressions mentales, de tout le stress psychologique.

Faire une pause d'intégration pour ressentir le corps sans tension et le cerveau sans pression.

✓ Descente intérieure, atteinte du niveau sophroliminal.

Tourner le regard vers l'intérieur de soi-même pour descendre de plus en plus profondément dans la relaxation. Et imaginer descendre de plus en plus bas, de plus en plus profondément, en toute sécurité, tranquillement, à son rythme, doucement à l'intérieur de soi-même, dans l'endroit où l'on se sent le mieux, avec la personne avec qui on est le mieux : soi-même.

Et continuer de descendre de plus en plus profondément à l'intérieur de soi-même et alors que l'on se trouve au plus profond de soi-même, laisser venir à soi toutes les images positives, toutes les sensations agréables que l'on veut. Cela peut-être une couleur, une odeur, des sons, peu importe. Percevoir tout le positif. Laisser le temps de l'imagination, de la visualisation, du ressenti.

✓ Activation intra-sophronique.

Et maintenant se retrouver au plus profond de soi-même, en parfaite harmonie corps-esprit, avec une grande confiance en soi, et la grande conviction que l'on va réussir tous les projets que l'on souhaite accomplir. Répéter : Et maintenant se retrouver au plus profond de soi-même, en parfaite harmonie corps-esprit, avec une grande confiance en soi, et la grande conviction que l'on va réussir tous les projets que l'on souhaite accomplir.

Faire une pause d'intégration, laisser le corps et l'esprit s'imprégner de toutes ces suggestions positives.

✓ Désophronisation + suggestion cadeau.

Et puis tout doucement, commencer à remuer le bout des doigts, le bout des orteils et penser à ramener avec soi toutes les sensations agréables positives, la parfaite harmonie corps-esprit, la confiance en soi, la conviction de réussir tous les projets que l'on souhaite accomplir et laisser perdurer ces agréables sensations, les jours d'après, les semaines qui viennent, et les mois suivants.

Puis commencer à faire des petits mouvements de tête, de droite à gauche, de haut en bas, puis amplifier la respiration, inspirer profondément, souffler complètement, inspirer profondément, souffler complètement, tout en pensant bien à ramener avec soi toutes les sensations positives ressenties : l'harmonie corps-esprit, la confiance en soi, la conviction de réussir tous les projets que l'on souhaite accomplir. Et laisser perdurer ces sensations les jours qui viennent, les semaines suivantes et les mois d'après.

Puis visualiser la pièce dans laquelle on se trouve et tranquillement à son rythme, ouvrir les yeux.

FICHE DE SYNTHESE : DECOUVERTE DE LA SOPHROLOGIE

Séance de découverte, d'initiation à la sophrologie.

- ***Sophrologie Dynamique :***

✓ Respiration sus-claviculaire (5X – 1 à 3 séries) : Mains derrière la nuque - Visualiser toutes les pressions mentales du cerveau qui disparaissent, tout le stress psychologique qui s'élimine - Pause d'intégration.

✓ Respiration Thoracique (5X – 1 à 3 séries) : Mains sur les côtes, doigts légèrement écartés - Visualiser les tensions inutiles qui s'évacuent, le stress psychologique qui disparait - Pause d'intégration.

✓ Respiration Abdominale (5X – 1 à 3 séries) : Mains sur le ventre, doigts entrecroisés - Visualiser les tensions physiques qui s'évacuent, les symptômes physiques du stress qui disparaissent - Pause d'intégration.

✓ Respiration Totale (3X – 1 série) : Utilisation des bras - Visualiser tout le corps qui se détend et se relâche complètement, chaque membre, chaque muscle, chaque os. Pause d'intégration.

➢ ***Sophrologie Statique :***

- ✓ Installation dans une position agréable : Prise de conscience des points d'appui, de la respiration, sans la modifier, calme et tranquille.
- ✓ Exercice de visualisation – Magnifique plage : Observer les couleurs, les formes, respirer les odeurs, écouter les sons, sentir les textures, goûter quelque chose d'agréable, se sentir calme, évoluer dans le paysage.

- ✓ Sophronisation de Base - Méthode par segment : Amener à la conscience tous les segments du corps de la tête jusqu'aux pieds et les relâcher. Eliminer le stress psychologique en finissant par le cerveau.

- ✓ Descente intérieure, atteinte du niveau sophroliminal : Descendre au plus profond de soi-même, en toute sécurité, laisser venir des images ou des sensations positives.

- ✓ Activation intra-sophronique : Ressentir la parfaite harmonie corps / esprit, la grande confiance en soi et la conviction de réussir tous les projets souhaités.

- ✓ Désophronisation + suggestion cadeau : Ramener avec soi les sensations positives pour les jours, semaines et mois qui viennent.

RELAXATION

Séance pour se détendre, se relaxer, se libérer du stress, évacuer les tensions physiques et les pressions mentales.

- ***Sophrologie Dynamique :***

✓ Contraction totale du corps (3 à 5X).

Cet exercice permet de se détacher rapidement des sensations de mal-être liées à une situation difficile, dérangeante ou perturbante, et de se détendre rapidement.

Inspiration par le nez en contractant tout le corps, en crispant le visage, poings fermés – Rétention – Expiration par la bouche en relâchant tous les muscles, toutes les tensions physiques, en évacuant le plus loin possible toutes les pressions mentales et en soufflant fort.

Faire une pause d'intégration pendant laquelle on écoute son corps, les sensations de détente, de relâchement, repérage des tensions résiduelles.
Renouveler l'exercice pour le faire 3 à 5 fois au total.

✓ Respiration rectangulaire.

Cet exercice va permettre de calmer un état de stress ou d'agitation trop intense et de retrouver un calme intérieur avec un mental plus apaisé.

Inspiration par le nez pendant 4 temps – Rétention 2 temps – Expiration par la bouche 4 temps – Rétention poumons vides 2 temps.

Les temps peuvent correspondre à des secondes, à des pulsations cardiaques, à des mots prononcés mentalement, ou bien au tic-tac d'une horloge.

Les temps peuvent être réaménagés en fonction de sa capacité respiratoire. Il est possible d'augmenter les temps : 8/4-8/4, et toujours sans forcer pour que cela reste naturel et agréable. Il vaut mieux éviter d'inspirer trop profondément pour tenir ensuite l'apnée, car cela crée des tensions inutiles.

Pour débuter il est préférable d'utiliser seulement la moitié ou les 2/3 de sa capacité respiratoire.
Faire cet exercice pendant quelques minutes et arrêter au moindre signe de vertige.

✓ <u>Détente mentale.</u>

Une profonde détente mentale s'installe dès que la concentration se centre sur les expirations. La détente mentale a pour première conséquence d'amplifier le relâchement corporel et d'apporter le calme intérieur.

S'installer dans une position agréable assise ou allongée. Fermer les yeux et prendre conscience de sa posture et de ses appuis. Amener doucement sa respiration vers le ventre. Sentir le mouvement créé par sa respiration puis se concentrer essentiellement sur les expirations.

A chaque expiration, imaginer descendre de plus en plus profondément à l'intérieur de soi-même, dans une région calme et sereine. Chaque expiration procure un calme de plus en plus profond.

Continuer cet exercice pendant 12 respirations. Puis prendre conscience de son état intérieur et du relâchement mental et corporel obtenu grâce à cet exercice.

✓ <u>Méditation sur les 5 sens.</u>

Les yeux fermés, se concentrer et visualiser son visage. Puis consacrer les quelques minutes à venir à chacun de ses sens :

- **La vue :** Voir les paupières fermées qui cachent juste derrière elles, les globes oculaires. Les sentir en les bougeant horizontalement. Imaginer ce qu'ils verraient si les paupières étaient ouvertes. Puis les sentir en les bougeant verticalement, et enfin faire des ronds.
  Les yeux sont les organes de la vue. Qu'est ce que la vue ? Laisser venir ce que la vue peut susciter en chacun de soi.

- **L'odorat :** Laisser maintenant les yeux et descendre le long du visage puis visualiser le nez, de face et de profil. Sentir l'air qui pénètre dans les narines, plus frais en entrant, plus chaud en sortant. Cet air est porteur de senteurs.
  Ou se trouve l'odorat ? Qu'est ce qu'il permet de sentir ? Quels parfums est-il possible de distinguer ? Laisser venir ce que l'odorat peut susciter en chacun de soi.

- **Le goût :** Après quelques minutes consacrées à l'odorat, voir sa bouche et ses lèvres. Imaginer l'intérieur de la cavité buccale, les dents, le palais et la langue. Qu'est ce que le goût ? Goûter sa salive qui contient les composantes du goût : salé, sucré, acide et amer.

  Avec quoi est-ce que l'on goûte ? Est-ce qu'il y a un rapport entre le goût et l'odorat ? Laisser venir ce que le goût peut susciter en chacun de soi.

- **L'ouïe :** Et enfin visualiser les oreilles, de chaque côté de la tête. Ecouter les sons qui pénètrent à gauche et à droite. Ecouter tous les sons, même les plus lointains, ceux à peine audibles. Essayer d'écouter le silence.

  Laisser venir ce que l'ouïe peut susciter en chacun de soi.

- **Le toucher :** Prendre conscience du toucher en fixant l'attention sur les mains, sur les doigts, sur la pulpe des doigts. Sentir le tissu des vêtements, les différentes textures et températures.

  Est-ce que les doigts touchent le tissu ou est-ce que le tissu touche les doigts ? Tout le corps touche ou est touché par les vêtements, et les parties découvertes ? Laisser venir ce que le toucher peut susciter en chacun de soi.

➢ ***Sophrologie Statique :***

✓ <u>Installation dans une position agréable.</u>

Assis ou allongé, les yeux fermés, s'installer confortablement et diriger son attention vers la respiration sans la modifier. Observer simplement le rythme, l'amplitude, la cadence de la respiration. Comment le ventre se soulève avec l'inspiration et s'abaisse avec l'expiration.

Observer les points de contact entre le corps et la chaise ou le tapis. Détendre tout le visage et tout le corps et s'abandonner tranquillement à cette relaxation en retrouvant un souffle plus profond, plus calme, plus régulier tout au fond de soi-même.

✓ Sophronisation de Base - Relaxation.

Puis partir à la conquête, une conquête douce, pacifique et progressive des zones de tension du corps, et ceci en s'appuyant sur les régions amies, régions qui vont se détendre facilement.

La respiration est maintenant plus calme, plus silencieuse. Ce calme et ce silence vont se répandre progressivement dans tout le corps.

Au fond de chacun d'entre nous réside une eau tranquille, et la relaxation est un peu comme un chemin, une route qui conduit vers la détente, au bord même de cette eau tranquille et calme. Et pour faire ce chemin qui conduit vers le bien-être, laisser simplement chaque muscle se détendre et se relâcher.

Commencer par les muscles du visage, laisser se relâcher tout le front et tout le cuir chevelu, le front se détend totalement, complètement, un peu comme la surface d'un lac.

Les yeux se détendent complètement, les paupières deviennent plus souples et plus longues, les globes oculaires se détendent complètement à l'image d'un lac tranquille.

Puis les muscles des joues, les mâchoires se desserrent, la langue dans la bouche est relâchée, large et souple.

La détente devient plus profonde, mettre tout le visage au calme, serein et apaisé avec comme un sourire intérieur qui s'amorce, et qui rayonne à l'intérieur de soi et tout autour de soi, comme une douce lumière, comme si toutes les cellules du corps souriaient, tout le corps sourit. Avoir la sensation que ce sourire, cette lumière illumine sa vie.

Puis laisser totalement aller les muscles du dos, depuis le haut jusqu'en bas, tout le long et de chaque côté de la colonne vertébrale. Le dos tient un grand nombre de problèmes quotidiens alors profiter de toute cette détente pour le laisser se reposer, se relâcher et se débarrasser de son fardeau de tensions inutiles.

Relâcher le dos et laisser progressivement, tranquillement tout le corps retrouver sa propre mémoire de la relaxation.

Puis détendre tout le thorax, les épaules, les bras et les mains jusqu'au bout des doigts. Détendre tout le bassin, le ventre laissez la place aux organes à l'intérieur du ventre, respirer plus profondément, plus profondément encore, plus doucement et plus régulièrement, au bord même du sommeil.

La conscience reste à l'écoute pendant que le corps se repose tranquillement.

Et la détente se poursuit plus bas, dans les muscles fessiers, dans les cuisses, dans les genoux, les mollets jusqu'en bas des pieds, jusqu'au bout des pieds en évacuant vers l'extérieur toute tension résiduelle.

Respirer calmement et tranquillement comme une vague douce et chaleureuse, qui sur son passage inonde de détente chaque muscle du corps. Laisser passer en soi le calme et la paix, en acceptant ce calme envahir tout le corps, tout l'esprit, ce calme bienfaisant.

Et s'il y a encore quelques pensées, les laisser s'éloigner, s'éteindre une à une, comme peux s'éteindre les lumières d'une ville qui doucement s'endort encore plus profondément. Laisser dans le monde du dehors l'agitation pour retrouver au plus profond de soi un peu plus d'unité, de bien-être, et observer le mouvement lent et régulier du ventre qui respire tranquillement.

Le corps retrouve la mémoire de la relaxation et se diriger maintenant vers une région importante du corps, la région de la nuque et du cou.

Se libérer de toutes les tensions, comme pour ouvrir une très large voie de communication entre le corps et l'esprit, comme pour ouvrir un dialogue entre le corps et l'esprit : dans ce dialogue les phrases sont inutiles, le langage du corps est un langage de sensations.

Simplement prendre une totale conscience du langage du corps, en étant à l'écoute complètement des sensations actuelles de détente, en les recueillant dans sa conscience et pour accompagner la réalité de la relaxation corporelle et physique.

✓ Regard intérieur - Atteinte du niveau Sophro-liminal.

Laisser se créer devant son regard intérieur une image mentale, l'image d'un paysage naturel, un paysage qui symbolise, représente le bien-être, la quiétude, la tranquillité.

Puis laisser librement s'installer un dialogue naturel, authentique entre le corps et l'esprit, sensation dans le corps, harmonie du paysage, harmonie en soi-même, bien-être, paix intérieure.

Le paysage s'estompe peu à peu, retrouver le calme de la respiration profonde et régulière, tout au fond de soi-même. Apaisé, tranquille, sensations de bien-être qui se dégagent du corps et de l'esprit.

Laisser activer la respiration abdominale, souple et ronde dans le ventre, lentement. Laisser respirer le ventre et tout le corps, et à chaque expiration, transmettre le mot « paix » dans toutes les régions du corps, paix profonde qui se répand dans toutes les régions du corps, respirer profondément le calme.

Il y a dans la respiration quelque chose d'aérien, de léger, quelque chose qui indique le mouvement des oiseaux. Se sentir léger, léger dans ce mouvement des ailes des oiseaux dans un espace ouvert et clair.

Se sentir en totale liberté et se laisser aller dans cette légèreté, dans cette liberté, dans une sensation de grande libération. Laisser venir sur cet envol des images légères et douces, peut-être aussi des couleurs.

Puis retrouver son souffle, un souffle calme et serein et revenir dans son souffle en ramenant cette sensation de grande légèreté, de libération de toutes tensions, bien au-delà de tout soucis, se sentir léger et simplement se sentir bien.

✓ <u>Activation intra-sophronique.</u>

Dans quelques instants, laisser revenir en soi la sensation du sourire intérieur qui s'anime en silence et rayonne dans tout le corps, de la tête jusqu'au pied, accompagné d'une douce lumière, un peu comme une lumière qui scintillerait dans tout le corps.

Laisser cette lumière se diffuser dans tout le corps, la sentir circuler dans les bras, les jambes et venir se loger dans le centre vital, le ventre. Imaginer que tout le corps se remplie de cette énergie éclatante. Se sentir parfaitement bien.

Ressentir cette énergie qui circule librement, cette lumière dorée qui irradie de l'extérieur vers l'intérieur et qui fusionne avec chaque cellule du corps. S'emplir de cette douce énergie, et peut-être percevoir un peu de chaleur ou de picotements.

Puis laisser venir devant soi une image distincte de soi-même en pleine forme, observer alors l'expression, l'attitude, ce qui émane de soi, autour de soi, les ressentis, les couleurs.

Ramener cette image de soi le plus souvent possible, pour la dynamiser et l'ancrer en soi, pour en faire un message de bien-être et de vitalité.

Patienter encore quelques instants, laisser vivre cette image de soi-même en pleine forme devant soi.

✓ Désophronisation :

Puis laisser cette image s'estomper, en ayant la sensation d'attirer l'énergie de son personnage en pleine forme, sentir cette énergie se diffuser dans tout le corps, dans une sensation de grand calme, de bien-être et de tonicité, prêt à reprendre bientôt les activités quotidiennes.

Et faire sa reprise à son rythme, en écoutant les bruits extérieurs, en respirant un peu plus fort, en prenant conscience de ses points d'appui, en bougeant les pieds, les mains et en s'étirant comme après une bonne longue nuit de sommeil, en bâillant.

Puis reprendre ses activités tranquillement. Bénéficier encore quelques instants de ce moment de relaxation en accueillant tout le positif de son corps.

FICHE DE SYNTHESE : RELAXATION

Séance pour se détendre, se relaxer, se libérer du stress, évacuer les tensions physiques et les pressions mentales.

➢ ***Sophrologie Dynamique :***

✓ Contraction totale du corps (3 à 5X) : Inspiration par le nez en contractant tout le corps – Rétention – Expiration par la bouche en relâchant tous les muscles, en évacuant le plus loin possible toutes les pressions mentales en soufflant fort.

✓ Respiration rectangulaire : Inspiration par le nez pendant 4 temps – Rétention 2 temps – Expiration par la bouche 4 temps – Rétention 2 temps.

✓ Détente mentale : Amener sa respiration vers le ventre. Puis se concentrer essentiellement sur les expirations. A chaque expiration, imaginer descendre de plus en plus profondément à l'intérieur de soi-même, dans une région calme. Continuer cet exercice pendant 12 respirations.

✓ Méditation sur les 5 sens : Les yeux fermés, se concentrer et visualiser son visage. Puis consacrer quelques minutes à chacun de ses sens : La vue, l'odorat, le goût, l'ouïe et le toucher.

➢ ***Sophrologie Statique :***

- ✓ Installation dans une position agréable : Prise de conscience des points d'appui, de la respiration, sans la modifier, calme et tranquille puis approfondissement de la respiration.

- ✓ Sophronisation de Base - Relaxation : Amener à la conscience tous les segments du corps de la tête jusqu'aux pieds et les relâcher. Laisser le calme envahir tout le corps et laisser le corps retrouver la mémoire de la relaxation.

- ✓ Regard intérieur - atteinte du niveau sophroliminal : Visualiser une image de bien-être, un dialogue entre le corps et l'esprit et se sentir léger et libre comme un oiseau.

- ✓ Activation intra-sophronique : Laisser venir en soi la sensation du sourire intérieur avec une lumière qui scintille dans tout le corps puis voir une image de soi en pleine forme et l'ancrer en soi.

- ✓ Désophronisation : Sentir l'énergie se diffuser dans tout le corps, puis avoir la sensation d'un grand calme, du bien-être et de la tonicité. Faire une reprise douce et tranquille.

VITALITE / ENERGIE ET DYNAMISME

Séance pour se dynamiser, augmenter sa vitalité et son énergie.

➢ ***Sophrologie Dynamique :***

✓ Respiration en 4-4-6-2 (5 minutes).

Cette respiration est très vitalisante, elle améliore la concentration et permet d'échapper aux idées noires.

- Inspiration par le nez pendant 4 secondes.
- Apnée en haut d'inspiration 4 secondes en levant les bras lentement.
- Expiration par la bouche pendant 6 secondes en descendant les bras doucement.
- Apnée en bas d'expiration 2 secondes.

Continuer cette respiration de façon fluide et régulière pendant 5 minutes. Puis faire une pause d'intégration pour prendre conscience de tous les effets bénéfiques et positifs.

✓ Les moulinets de bras.

En inspirant, lever le bras droit et fermer le poing. Faire une rétention et pendant ce temps, effectuer un moulinet autours de l'épaule.

A l'expiration, lancer le poing en avant et garder le bras droit tendu et le poing toujours fermé. Détendre toutes les parties du corps autres que le bras droit : visage, dos, thorax, ventre, jambes, bras gauche…

Focaliser l'attention sur toutes les parties agréables du corps qui sont détendues et relâchées, et ne pas penser au bras droit en tension.

Puis relâcher le bras tendu, ouvrir la main et laisser venir à la conscience toutes les perceptions ressenties, et comparer les sensations avec l'autre bras.

Refaire l'exercice avec le bras gauche puis avec les deux bras ensemble. Cet exercice permet de dynamiser tout le corps. Faire une pause de récupération de 3 minutes pour laisser circuler l'énergie en soi et intégrer tout le bénéfice de l'exercice.

✓ <u>Dissoudre les tensions.</u>

Debout ou en position assise, le dos contre le dossier de la chaise, les yeux fermés, respirer tranquillement.

Puis se concentrer sur sa main droite, et à l'inspiration et pendant 5 secondes, serrer le poing droit de plus en plus fortement, tout en conservant le bras gauche, le ventre et le visage bien détendus.

Puis relâcher la contraction de la main droite en soufflant complètement. Prendre une respiration libre et apprécier toutes les sensations présentes dans la main droite.

Puis se concentrer sur sa main gauche, et à l'inspiration et pendant 5 secondes, serrer le poing gauche de plus en plus fortement, tout en conservant le bras droit, le ventre et le visage bien détendus.

Puis relâcher la contraction de la main gauche en soufflant complètement. Prendre une respiration libre et apprécier toutes les sensations nouvelles dans la main gauche.

Ensuite, inspirer par le nez et souffler par la bouche, calmement en prenant conscience de toutes les sensations dans les deux mains.

En contractant un muscle déjà tendu, la sensation de relâchement suivant cette tension est beaucoup plus profonde.

Outre l'activation de l'énergie, cet exercice permet l'apprentissage du lâcher-prise, l'amélioration de la concentration, le développement de la confiance en soi et la mise à l'écart des pensées et des émotions négatives.

✓ La marche sophrologique.

Prendre quelques minutes pour pratiquer une marche consciente et appliquer les préceptes de la sophrologie.

Etirer doucement la colonne vertébrale en allongeant l'espace entre le thorax et le pubis, sourire et être conscient de sa respiration.

Le passage des influx nerveux est facilité par l'allongement de la colonne vertébrale, certaines zones du cerveau sont activées en faisant un sourire et cela permet d'être plus positif et calme. Et enfin l'attention est améliorée par la prise de conscience du souffle.

➢ ***Sophrologie Statique :***

✓ Installation dans une position agréable.

S'installer confortablement, prendre conscience de ses points d'appui, fermer les yeux, ressentir la tête, les épaules, le dos, les fesses, les cuisses, les pieds, et respirer.

Et la respiration naturelle va légèrement se modifier, prendre une ampleur différente, prendre le temps de se poser, de se reposer. Prendre plusieurs grandes inspirations et expirations.

✓ Sophro Présence Immédiate.

En position assise, les yeux fermés, commencer la sophro présence immédiate pour se recharger en profondeur avec tout le positif comme la vitalité, la force, la bonne humeur, l'énergie.

Eventuellement, penser à quelque chose de plaisant comme la joie, l'amour, mais ce n'est pas une obligation, la simple intention de renforcer tout le positif qui est en soi suffit.

Puis imaginer que cela s'imprime dans tous les tissus, jusqu'au plus profond de toutes les cellules.

Le travail va être effectué en trois parties, représentant les trois grandes zones du corps. La première partie : la tête, les épaules, les bras et les mains. La deuxième partie : la zone médiane et tout le buste, le ventre, jusqu'aux fessiers. Et la troisième partie : la partie inférieure du corps avec les jambes et les pieds.

Commencer avec la première partie, et inspirer profondément, retenir la respiration et tendre tous les muscles du visage, des épaules, des bras. L'exercice peut être réalisé en pliant les bras ou alors en tendant les bras.

Et alors que les muscles des bras sont bien tendus, rassembler, prendre conscience de tout le positif qu'il y a en soi et à l'expiration, laisser le positif se répandre et prendre énormément d'ampleur à l'intérieur de soi-même.

Inspiration, rétention, tension, expiration, laisser le positif s'étendre dans tous les tissus, dans tous les os, jusqu'au plus profond des cellules.

Faire une pause d'intégration, puis une seconde fois : inspirer profondément, rétention, et tendre tous les muscles du haut du corps.

Et alors que les muscles sont bien tendus, bien prendre conscience de tout le positif qu'il y a en soi et à l'expiration, laisser le positif se répandre à l'intérieur de soi-même, dans tous les tissus, dans tous les os, jusqu'au plus profond des cellules.

Faire une pause d'intégration, puis une troisième fois : inspirer profondément, rétention, et tendre tous les muscles du haut du corps.

Et alors que les muscles sont bien tendus, toujours prendre conscience de tout le positif qu'il y a en soi et à l'expiration, laisser le positif se répandre de plus en plus fortement à l'intérieur de soi-même, dans tous les tissus, dans tous les os, jusqu'au plus profond des cellules.

C'est un travail de ressenti. A mesure que les muscles se détendent, ressentir à quel point ils s'emplissent de tout le positif, de l'énergie, de la vitalité, de la lumière, de tout ce que l'on peut ressentir comme quelque chose de très positif.

Puis passer à la partie médiane du corps : Inspirer profondément, retenir la respiration, et exercer une tension dans la poitrine, les abdominaux, les fessiers. Puis relâcher et ressentir tout le positif prendre sa place, l'harmonie, le fonctionnement optimal de tous les organes vitaux.

Bien respirer pour une meilleure intégration, prendre le temps de bien ressentir les choses sans jugement.

Faire une pause d'intégration, puis recommencer une seconde fois : Inspiration profonde, rétention, tension dans la partie médiane du corps. Puis relâcher et ressentir tout le positif s'installer en soi dans toute cette partie du corps.

Faire une pause d'intégration, puis recommencer une troisième fois : Inspiration profonde, rétention, tension dans la partie médiane du corps.

Puis relâcher et ressentir tout le positif s'installer en soi de plus en plus en fortement.

Laisser passer quelques instants puis travailler avec la partie inférieure du corps : Les jambes jusqu'au bout des pieds, l'exercice peut être réalisé avec les jambes tendues, inspiration profonde, tension des jambes et des pieds, expiration et laisser la partie inférieure du corps s'emplir de tout le positif présent à l'intérieur de soi et penser à un mot positif comme « détente ».

Faire une pause d'intégration, puis recommencer une seconde fois : Inspiration profonde, rétention, tension des jambes jusqu'au bout des pieds, expiration et laisser la partie inférieure du corps s'emplir de tout le positif de plus en plus fortement et penser au mot « détente ».

Faire une pause d'intégration, puis recommencer une troisième fois : Inspiration profonde, rétention, tension des jambes jusqu'au bout des pieds, expiration et laisser la partie inférieure du corps s'emplir de tout le positif en pensant « détente ».

Laisser passer quelques instants pour bien ressentir toutes les sensations agréables, l'énergie et la vitalité.

Et enfin mettre le corps tout en entier en tension : Inspiration profonde, rétention, et expiration. Et la totalité du corps s'emplie encore et encore de positif.

Faire une pause d'intégration, puis recommencer une seconde fois : Mettre le corps tout en entier en tension, inspiration profonde, rétention, et expiration. Laisser le positif s'installer dans la totalité du corps.

Faire une pause d'intégration, puis recommencer une dernière fois : Mettre le corps tout en entier en tension, inspiration profonde, rétention, et expiration.

Bien ressentir le positif s'installer dans la totalité du corps.

Maintenant imaginer tout ce positif, tout ce qui a été renforcé à l'intérieur de soi, l'énergie, la vitalité, la lumière intérieure et progressivement rentrer dans la pause de totalisation. Prendre tout le temps nécessaire, ne rien faire, juste lâcher-prise, juste être présent.

C'est à ce niveau que se passe un changement en soi, cela se fait tout seul, c'est le résultat de la séance, c'est un processus d'intégration.

✓ <u>Exercice de visualisation : Le soleil.</u>

Et maintenant que le corps est bien détendu et complètement rechargé en positif, se placer debout, bien droit, les jambes légèrement écartées et imaginer un grand soleil lumineux dans le ciel, juste au dessus de sa tête.

Inspiration profonde en tournant les paumes des mains et en levant le visage vers le soleil, en recevant sa chaleur, son énergie, sa force et toute sa vitalité. Percevoir ce soleil, ressentir la chaleur des rayons du soleil sur les parties découvertes de sa peau, laisser la sensation de bien-être se diffuser.

Expiration en laissant retomber les mains vers le bas avec la sensation de laisser intégrer dans tout le corps cette lumière et cette chaleur. Se concentrer et ressentir l'énergie et la lumière du soleil circuler dans tout son corps : dans les bras, jusqu'au bout des doigts, dans les jambes, jusqu'au bout des pieds et qui s'installe dans le ventre, le centre vital de tout son être.

Continuer ainsi quelques minutes puis faire une pause d'intégration en appréciant bien la détente du corps, la libération des tensions. Prendre conscience de la respiration calme et profonde.

✓ Désophronisation + suggestion cadeau.

Et puis tout doucement, penser à revenir bientôt au quotidien. Amplifier la respiration : inspirer profondément, souffler complètement. Une deuxième fois : Inspirer profondément, souffler complètement.

Et puis, penser à rapporter avec soi, toutes les sensations positives vécues pendant la séance, l'énergie, la vitalité, le dynamisme, la lumière intérieure, pour qu'elles perdurent les jours d'après et les semaines à venir.

Ressentir son corps, libre de toute tension et de toute pression, bien détendu et relâché, et toujours penser à bien rapporter avec soi, toutes les sensations positives vécues pendant la séance, l'énergie, la vitalité, le dynamisme, la lumière intérieure, pour qu'elles perdurent les jours d'après et les semaines à venir.

Puis commencer à bouger légèrement, s'étirer, peut-être même bailler et visualiser la pièce dans laquelle on se trouve, les objets et les gens qui nous entourent. Puis à son rythme, ouvrir les yeux.

FICHE DE SYNTHESE : VITALITE / ENERGIE ET DYNAMISME

Séance pour se dynamiser, augmenter sa vitalité et son énergie.

➢ ***Sophrologie Dynamique :***

✓ Respiration en 4-4-6-2 (5 minutes) : Respiration très vitalisante, elle améliore la concentration et permet d'échapper aux idées noires. Inspiration par le nez pendant 4 secondes - Apnée en haut d'inspiration 4 secondes - Expiration par la bouche pendant 6 secondes - Apnée en bas d'expiration 2 secondes.

✓ Les moulinets de bras : En inspirant, lever le bras droit et fermer le poing. Faire une rétention et pendant ce temps, effectuer un moulinet autours de l'épaule. A l'expiration, lancer le poing en avant et garder le bras droit tendu et le poing toujours fermé. Refaire l'exercice avec le bras gauche puis avec les deux bras ensemble.

✓ Dissoudre les tensions : A l'inspiration, pendant 5 secondes, serrer le poing droit de plus en plus fort, tout en conservant le bras gauche, le ventre et le visage bien détendus. Relâcher la contraction en soufflant complètement. Refaire l'exercice avec la main gauche.

✓ La marche sophrologique : Prendre quelques minutes pour pratiquer une marche consciente et appliquer les préceptes de la sophrologie : la présence du corps, le positif, la respiration et la conscience.

- ***Sophrologie Statique :***

- ✓ Installation dans une position agréable : Prise de conscience des points d'appui, de la respiration, modifier légèrement la respiration naturelle.

- ✓ Sophro Présence Immédiate : Pour se recharger en profondeur avec tout le positif comme la vitalité, l'énergie, le dynamisme et les diffuser dans chaque cellule de son corps. D'abord dans la partie haute du corps (3X), puis la partie médiane (3X), la partie basse (3X) et enfin avec la totalité du corps (3X).

- ✓ Exercice de visualisation – Le soleil : S'imprégner de toute la chaleur, la force, la vitalité et l'énergie du soleil à l'inspiration en tournant les paumes de la main et en levant le visage vers le soleil. Puis à l'expiration, laisser retomber les mains vers le bas et laisser l'énergie et la lumière du soleil se diffuser dans tout le corps.

- ✓ Désophronisation + suggestion cadeau : Ramener avec soi les sensations positives, l'énergie, la vitalité et le dynamisme pour les faire perdurer le plus longtemps possible.

LA CONFIANCE EN SOI

Séance pour augmenter sa confiance en soi, pour devenir plus fort psychologiquement.

➢ ***Sophrologie Dynamique :***

✓ Respiration calmante et apaisante.

Penser à une image qui inspire le calme (un lac tranquille, un arbre, une fleur…) ou se concentrer sur une sensation apaisante (le bruit de l'eau, l'odeur d'un parfum réconfortant…).

Puis mettre en place une respiration dont l'expiration est plus longue que l'inspiration. Chacun doit trouver son propre rythme, fluide et régulier.

Effectuer cette respiration pendant 2 à 3 minutes puis reprendre une respiration libre. Prendre conscience de tous les effets positifs dans le corps : le grand calme qui s'installe, le sentiment de paix.

✓ Les 4 zones clés.

Apprendre à relâcher les 4 zones clés, lieu habituel des tensions, en quelques respirations. Installation en position debout ou assise, pieds ancrés dans le sol, dos bien droit.

Prendre une respiration calme, porter l'attention au niveau du front et prendre conscience des sensations intérieures qu'il procure puis le lisser en douceur. Faire partir toutes les petites rides de souci pour que le front devienne lisse comme l'eau d'un lac tranquille.

Mettre les sourcils au repos, laisser partir toutes les pensées qui tracassent ou perturbent pour les remplacer par le calme. Inspiration profonde, expiration longue.

Ensuite porter l'attention sur les mâchoires. Observer les crispations éventuelles, les tensions intérieures. Faire jouer doucement les muscles des mâchoires pour les détendre et les relâcher : dans un sens, puis dans l'autre. Entrouvrir légèrement les lèvres et faire un petit sourire. Inspiration profonde, expiration longue.

Prendre conscience des épaules et en particulier la zone des trapèzes, ces muscles qui relient les épaules au cou. Sentir les contractions, les tensions, les douleurs peut-être.

En respirant profondément, relâcher les épaules, qui s'abaissent de plus en plus au fur et à mesure des expirations. Les épaules descendent et libèrent davantage le cou. Inspiration profonde, expiration longue.

Et enfin se concentrer sur le ventre, siège du centre vital. Ressentir l'abdomen : lourd, léger, serré, contracté ? Détendre volontairement toute cette zone, en respirant profondément et chacun à son rythme. A l'inspiration par le nez, le ventre se gonfle ; à l'expiration longue par la bouche, le ventre se creuse.

Faire une pause d'intégration pour laisser le temps au corps de s'imprégner de tout le relâchement des tensions et se sentir bien, heureux, apaisé.

✓ Respiration dynamisante et revitalisante.

Penser à une image qui inspire la vitalité, la force (un soleil, un lion, une cascade d'eau…) ou se concentrer sur une sensation dynamisante (le souffle du vent, une musique…).

Puis mettre en place une respiration dont l'inspiration est plus longue que l'expiration. Chacun doit trouver son propre rythme, fluide et régulier.

Effectuer cette respiration pendant 2 à 3 minutes puis reprendre une respiration libre. Prendre conscience de tous les effets positifs dans le corps : l'énergie qui s'installe, le courage de faire une action.

✓ IRTER – **I**nspiration – **R**étention – **T**ension – **E**xpiration - **R**écupération (5X – 1 à 3 séries).

Se mettre debout et penser à tous les effets négatifs dus au manque de confiance en soi (les opportunités manquées, les symptômes physiques désagréables : mains moites, tremblements, mal-être, transpiration excessive…).

Fixer toutes ces choses perturbantes et dérangeantes.

Inspiration pleine et complète en levant les bras au-dessus de la tête.
Rétention en bloquant la respiration et en gardant les bras au-dessus de la tête comme pour porter quelque chose : porter toutes ces choses perturbantes et dérangeantes juste au-dessus de sa tête.
Tension en contractant tous les muscles.
Expiration en soufflant très fort par la bouche et en projetant les bras vers l'avant. Jeter toutes ces choses perturbantes et dérangeantes, les tensions, les pressions, le mal-être, tout ce dont on veut se débarrasser, les expulser le plus loin possible.
Récupération et relâchement.

Faire une pause d'intégration et laisser le temps au corps d'intégrer qu'il s'est libéré de tout ce qui perturbe, de tout ce qui dérange. Apprécier le sentiment de vide.

➢ ***Sophrologie Statique :***

✓ <u>Installation dans une position agréable.</u>

Installation en position assise, le dos bien droit, les mains posées sur les cuisses avec les doigts écartés, l'avant des pieds est écarté et les talons sont joints, les yeux sont fermés.

Porter son attention sur la respiration, sans la modifier. Sensation du ventre qui se soulève à l'inspiration et qui s'abaisse à l'expiration. Prendre conscience des points d'appui entre le corps et la chaise. Laisser la respiration devenir plus profonde.

✓ Exercice de visualisation – Montagne.

Se voir au sommet d'une montagne et avoir le monde à ses pieds, s'imprégner de cette sensation de dominer le monde, d'être grand, fort et puissant.

Observer toutes les couleurs du paysage : le bleu du ciel, la pureté des quelques nuages blancs, avec leur aspect doux et cotonneux, la lumière dorée du soleil.

Observer les différentes formes, peut-être quelques chalets au loin, les pins, les sommets des autres montagnes. Visualiser la taille, les contours.
Regarder l'ensemble de ce magnifique paysage, se sentir bien, calme et détendu.

Ecouter tous les sons : le son du vent, peut-être le chant des oiseaux. Ecouter et entendre ce paysage, se sentir toujours bien, calme et relâché.

Respirer les bonnes odeurs de la montagne : Inspirer profondément, sentir cet oxygène pur entrer dans les poumons et se diffuser agréablement, souffler profondément. Et une deuxième fois, inspirer profondément, visualiser cet oxygène pur pénétrer dans les poumons et souffler complètement.

Puis sentir la chaleur des rayons du soleil sur le visage et les mains. Se concentrer et ressentir cette chaleur sur la peau, puis toucher une roche avec la main, sentir sa fraîcheur, sa surface lisse et s'imprégner de toutes ces sensations.

Puis se concentrer pour percevoir un goût : Peut-être sa boisson préférée. Se remémorer ce goût, être au sommet de cette montagne avec sa boisson préférée. Apprécier l'ensemble de ce magnifique paysage par tous ses sens, avoir ce sentiment de détente profonde.

Puis évoluer dans ce décor de carte postale : marcher, s'assoir, s'allonger, peu importe, se sentir juste parfaitement bien, calme, détendu et relâché.

Laisser quelques secondes, les personnes évoluer librement dans leur paysage, faire une pause d'intégration pour laisser le temps au corps de s'imprégner de toutes ces douces sensations.

✓ <u>Technique conditionnée.</u>

Et maintenant que les sensations de détente, de calme, de relâchement et de relaxation sont bien présentes en vous, former un cercle avec le pouce et l'index de la main gauche et penser à une image plaisante et positive (une fleur, un arbre, une couleur…).

Et dire : « A partir de maintenant, à chaque fois que vous en aurez besoin, vous pourrez reformer ce cercle avec le pouce et l'index de la main gauche en pensant à votre image positive, pour retrouver instantanément toutes les sensations de détente, de calme, de relâchement et de relaxation de maintenant, quel que soit le moment et quel que soit le lieu. »

Puis répéter une deuxième fois la même phrase et relâcher le pouce et l'index de la main gauche.

✓ <u>Sophro déplacement du négatif.</u>

Le corps et l'esprit sont maintenant parfaitement détendus, et donc disponibles pour se libérer consciemment de toutes les tensions physiques, de toutes les pressions mentales.

Prendre une grande inspiration, retenir l'air dans les poumons et contracter légèrement puis de plus en plus fortement les muscles du visage. Rassembler toutes les tensions, toutes les pensées et toutes les émotions négatives qui se logent à ce niveau sous forme de grimaces, puis libérer les toutes maintenant en expirant fortement par la bouche, en les expulsant le plus loin possible de soi.

Penser à une situation agréable, voir des sourires, des rires de joie. Faire remonter ces images, ces sensations, ces émotions positives, s'en imprégner et puis les diffuser dans chaque muscle, chaque cellule, de son visage. Installer ce sourire sur son visage.

Inspirer de nouveau profondément, retenir l'air et contracter légèrement puis de plus en plus fortement les muscles de l'ensemble cou, épaule, bras et main, rassembler toutes les tensions, toutes les pensées, toutes les émotions négatives logées à ce niveau sous forme de contractures et de douleurs, serrer, serrer encore et maintenant relâcher tout en expirant fortement par la bouche, en les expulsant le plus loin de vous.

Penser à une situation agréable, se remémorer une chanson, un massage des épaules, une activité créative avec les mains. Faire remonter ces sensations, ces émotions positives, s'en imprégner, puis les diffuser dans chaque muscle, chaque cellule de son cou, des épaules, des bras et des mains.

Prendre une nouvelle inspiration, retenir l'air dans les poumons et contracter légèrement puis de plus en plus fortement les muscles du torse, du ventre et du dos. Rassembler de nouveau toutes les tensions, toutes les pensées, toutes les émotions négatives logées à ce niveau sous forme de poids sur le cœur, de boule au ventre, ou de douleurs dorsales, serrer, serrer encore, puis d'un seul coup, libérer tout en expirant fortement par la bouche, en les expulsant hors du corps.

Penser à une situation agréable, un sentiment de légèreté, de liberté, et d'énergie. Revivre de nouveau ces images, ces sensations et ces émotions positives, puis les diffuser dans chaque muscle, chaque cellule de son torse, de son ventre, et de son dos.

Remplir une nouvelle fois ses poumons d'air, retenir la respiration et contracter progressivement les muscles du bassin, des jambes et des pieds, rassembler toutes les tensions, toutes les pensées et toutes les émotions négatives logées à ce niveau sous forme de lourdeur et de fatigue, serrer encore et encore, un peu plus, puis libérer le tout en expirant fortement par la bouche, rejeter les loin de vous, relâcher bien les jambes.

Penser à une situation positive, se remémorer une activité sportive agréable dans laquelle les jambes ont été mises à contribution, une balade dans la nature, du vélo, une baignade, revivre ces situations, se projeter dans ces images et retrouver de nouveau ces émotions et ces sensations positives puis les diffuser dans chaque muscle, chaque cellule de son bassin, des jambes, et des pieds.

Enfin contracter le corps tout entier, le visage, le cou, les épaules, les bras, le torse, le ventre, le dos, le bassin, les jambes, les pieds, contracter le corps tout entier puis le relâcher pour mieux prendre conscience de sa libération, revenir à présent à son souffle et prendre conscience de toute l'énergie positive dont vous venez de nourrir tout le corps et l'esprit.

Faire une pause de totalisation pour récupérer et intérioriser toutes les sensations vécues.

✓ <u>Désophronisation + suggestion cadeau.</u>

Se sentir maintenant régénéré puis très progressivement revenir à la réalité quotidienne. Prendre conscience des points d'appui du corps, de sa position dans la pièce, des bruits environnants, puis penser à bien ramener avec soi toutes les sensations positives ressenties pendant la séance : tous les sentiments de force, de puissance, de confiance en soi pour qu'ils perdurent dans les jours qui viennent, les semaines suivantes et les mois d'après.

Bouger doucement les doigts et les orteils, les mains et les pieds, les bras, les jambes, puis s'étirer doucement, retrouver son tonus musculaire, bailler et surtout penser toujours à rapporter avec soi toutes les sensations positives ressenties pendant la séance : tous les sentiments de force, de puissance, de confiance en soi pour qu'ils perdurent dans les jours qui viennent, les semaines suivantes et les mois d'après. Puis lorsque l'envie s'en fait ressentir : ouvrir les yeux.

FICHE DE SYNTHESE : LA CONFIANCE EN SOI

Séance pour augmenter sa confiance en soi, pour devenir plus fort psychologiquement.

- ***Sophrologie Dynamique :***

- ✓ Respiration calmante et apaisante : Expiration plus longue que l'inspiration, chacun doit trouver son propre rythme fluide et régulier en se concentrant sur une image ou une sensation de calme.

- ✓ Les 4 zones clés : Relâcher les 4 zones clés, lieu habituel des tensions, en quelques respirations : lisser le front, décrisper les mâchoires, abaisser les épaules et prendre une respiration abdominale. Inspiration profonde, expiration longue entre chaque zone.

- ✓ Respiration dynamisante et revitalisante : Inspiration plus longue que l'expiration, chacun doit trouver son propre rythme fluide et régulier en se concentrant sur une image dynamique ou une sensation de force et de puissance.

- ✓ IRTER : **I**nspiration pleine et complète – **R**étention en bloquant la respiration – **T**ension en contractant tous les muscles – **E**xpiration en soufflant très fort – **R**écupération et relâchement.

- ***Sophrologie Statique :***

- ✓ Installation dans une position agréable : Prise de conscience des points d'appui, de la respiration, sans la modifier, calme et tranquille.

- ✓ Exercice de visualisation - Montagne : Etre au sommet d'une montagne et avoir le monde à ses pieds, sensation de dominer le monde, d'être grand, fort et puissant. Percevoir le paysage par tous ses sens.

- ✓ Technique conditionnée : Associer l'état de calme et de bien être au geste de former un cercle avec le pouce et l'index de la main gauche et d'une image.

- ✓ Sophro déplacement du négatif : Vider le négatif dans toutes les parties du corps en contractant les muscles et en les relâchant les uns après les autres.

- ✓ Désophronisation + suggestion cadeau : Faire une reprise progressive et accentuer tous les sentiments de force, de puissance, de confiance en soi.

ATTEINDRE SES OBJECTIFS

Séance pour se motiver à atteindre ses objectifs, se donner du courage, de la force mentale et se programmer positivement dans le futur.

➢ ***Sophrologie Dynamique :***

✓ Exercice de la tête (5X – 1 à 3 séries).

Cet exercice améliore sensiblement la circulation cérébrale. Visualiser son visage de l'extérieur pour effectuer l'exercice.

Inspiration en levant le visage vers le plafond, la nuque le plus en arrière possible et entrouvrir les lèvres – Rétention 2 secondes en se visualisant – Expiration par la bouche en ramenant la tête dans sa position initiale. Observer le mouvement de la tête dans l'espace.

Pause d'intégration pour apprécier les modifications apportées par l'exercice.

Puis inspiration en descendant le menton au plus près de la poitrine, toujours en s'observant de l'extérieur - Rétention 2 secondes en se visualisant – Expiration par la bouche en ramenant la tête dans sa position initiale.

Pause de récupération.

Faire une pause d'intégration entre chaque série afin de noter toutes les sensations dans le cou, la nuque, la tête, sentir l'énergie circuler librement dans le cerveau.

✓ <u>Haussement des épaules (5X – 1 à 3 séries).</u>

Tendre les bras de chaque côté du corps, vers le bas, poings fermés, bras bien tendus. Fixer tout ce qui empêche l'atteinte de ces objectifs.

Inspiration profonde par le nez en faisant une dizaine de fois des haussements rapides d'épaule. Et en soufflant fort par la bouche, projeter les bras en avant, ouvrir les mains et jeter tout ce qui gêne, tout ce dont on veut se débarrasser.

Puis revenir à une respiration calme et tranquille, en abaissant les mains et les bras tout doucement et laisser un grand calme envahir tout le corps.

Pause d'intégration, approfondissement du niveau de conscience au rythme de la respiration.

✓ <u>Respiration Totale (5X – 1 série).</u>

Inspiration par le nez pendant 5 secondes en levant les bras jusqu'au dessus de la tête - Rétention 2 secondes – Expiration par la bouche pendant 8 secondes en descendant les mains sur la tête, le thorax et le ventre et en pensant : « Je suis fier de moi, je vais réussir tout ce que je souhaite accomplir ».

Pause d'intégration en gardant les bras relâchés entre chaque série, ressentir et percevoir la satisfaction, la fierté et la victoire.

➢ ***Sophrologie Statique :***

✓ <u>Installation dans une position agréable.</u>

Installation dans une position agréable assis, ou allongé, les yeux fermés. Etendre les bras le long du corps et prendre toute la place nécessaire pour se sentir bien. Prendre conscience des endroits où le corps s'appui, le dos, le bassin, les fesses, les jambes, les talons, peut-être la tête et les épaules. Ressentir le corps soumis à la gravité, attiré par la pesanteur.

Porter l'attention sur la respiration, sans la modifier, simplement en l'observant. Constater que l'abdomen se soulève doucement à l'inspiration et s'abaisse tranquillement à l'expiration, prendre conscience des pauses entre chaque souffle. Remarquer les silences du corps et enfin se laisser aller quelques instants.

Relâcher tout le corps en gardant juste la tension nécessaire au maintient de la position. Détendre le cou, la tête et la nuque, puis abaisser les épaules et respirer un peu plus profondément et tranquillement.

✓ <u>Sophronisation de Base – La vague de détente.</u>

Imaginer être allongé sur la plage tout au bord de l'eau. Visualiser au-dessus de soi un magnifique ciel bleu, dans toute son immensité. Voir un grand soleil et sentir les rayons réchauffer la peau. La température est douce et agréable et un vent chaud souffle légèrement. Ressentir le sable tiède sous le corps, sa texture, sa douceur. Etre complètement détendu, calme et relâché.

Puis ressentir une première vague qui vient doucement sur le bout des orteils. Percevoir la sensation de l'eau fraîche et douce sur les pieds. Constater que les vagues suivent le rythme de la respiration, tranquille, paisible.

Puis une nouvelle vague monte jusqu'à la hauteur des chevilles, les enveloppe complètement avant de repartir. Ressentir la sensation de propreté de pureté, une fois que la vague est repartie, comme si elle avait emporté avec elle toutes les douleurs, toutes les tensions.

Puis tranquillement, ressentir chaque nouvelle vague qui monte légèrement toujours plus haut que la précédente. Et l'eau vient d'abord couvrir les genoux, puis les cuisses.

Une douce sensation se fait ressentir au niveau des jambes, enveloppées par l'eau, comme dans un cocon protecteur. Percevoir comme les jambes, tout le bas du corps se trouve désormais sans tension, ressentir l'impression de légèreté, la libération.

Visualiser la vague suivante atteindre le ventre, sentir ce grand calme à l'intérieur de l'abdomen. Continuer de ressentir à chaque fois la fraîcheur, la sensation d'être nettoyé en profondeur une fois la vague repartie.

La respiration est toujours lente et profonde et les vagues continuent de monter encore un peu pour recouvrir le thorax. Sentir les côtes flotter au rythme de la respiration. Prendre conscience des battements de son cœur, calme et tranquille. Apprécier ce grand calme qui envahit tout le corps, cette relaxation profonde.

Imaginer la vague suivante atteindre les épaules, et voir toutes les tensions qui repartent en même temps que la vague. Visualiser ces tensions qui s'éliminent et qui disparaissent au fur et à mesure du mouvement des vagues. Ressentir tout le cou libéré, la zone des trapèzes décontractée et relâchée.

Puis percevoir que tout doucement la vague suivante vient soulever tout le corps pour l'emmener avec elle juste à quelques mètres du rivage. Se sentir flotter à la surface des vagues, ressentir la douce chaleur des rayons du soleil sur sa peau, le grand calme de la mer, la fraîcheur de l'eau, se sentir bercé paisiblement.

Rester dans cette position, en flottement sur l'eau autant de temps que nécessaire pour s'imprégner de toutes les sensations positives et agréables, en restant toujours proche du rivage.

Faire une pause pour laisser le temps d'intégrer, de ressentir, de s'imprégner : Vivance de la sensation de bien-être, de libération.

Puis se sentir ramener sur le rivage par une dernière vague, être déposé tout en douceur sur le sable, respirer profondément, ressentir toutes les sensations agréables de cet instant.

✓ Descente intérieure, atteinte du niveau sophroliminal.

Tourner le regard vers l'intérieur de soi-même pour descendre de plus en plus profondément dans la relaxation. Imaginer faire un superbe plongeon tout à l'intérieur de soi-même, et visualiser la descente de plus en plus profonde, en toute sécurité, à son rythme, en direction de l'endroit où l'on se sent le mieux, avec la personne avec qui on est le mieux : soi-même.

Et continuer de descendre de plus en plus profondément à l'intérieur de soi-même et alors que l'on se trouve au plus profond de soi-même, laisser venir à soi toutes les images positives, toutes les sensations agréables que l'on veut. Cela peut-être un souvenir agréable, quelque chose d'imaginaire, un parfum, peu importe. Percevoir tout le positif.

Laisser le temps de l'imagination, de la visualisation, du ressenti.

✓ Activation intra-sophronique.

Ressentir la grande conviction que l'on va réussir à atteindre tous ses objectifs. La laisser se développer en soi, prendre racine.

Laisser pendant quelques instants cette sensation envahir pleinement tout le corps et l'esprit.

✓ <u>Exercice de Visualisation – L'Etoile + Sophro Acceptation Progressive.</u>

Réfléchir à un but à atteindre, que ce soit, réussir un examen, un entretien, arrêter de fumer, changer de travail… le fixer et le conserver dans un coin de sa tête.

Puis imaginer devant soi, posée sur le sol, une grande étoile de lumière, qui représente tous les besoins pour atteindre ces objectifs (de la confiance, de la stabilité, du bien-être…). Se préparer à vivre un instant précieux et magique, une transformation.

Entrer en contact avec cette étoile, qui va enrichir sa vie de toute l'abondance méritée. Visualiser, ressentir la présence de cette étoile de lumière. Et la lumière dorée de cette étoile va envelopper tout le corps en l'irradiant de l'extérieur vers l'intérieur.

Ressentir une énergie qui circule librement, et qui se diffuse dans tout le corps. Percevoir dans les branches de l'étoile des centaines de milliers de particules d'or. Regarder circuler toutes ces particules d'or qui vitalisent cette étoile et la rendent vivante.

Maintenant, entrer à l'intérieur de cette étoile, remplie de qualités, de forces, et d'opportunités. Cette étoile crée pour vous un cycle vertueux, positif. Ressentir au niveau du plexus une énergie éclatante depuis l'entrée dans cette étoile. Une énergie qui fusionne avec toutes les cellules, se sentir bien, énergisé.

Sentir l'énergie monter le long des jambes, formée de milliers de particules d'or, et ressentir éventuellement des fourmillements agréables, une sensation de picotement ou de chaleur. Percevoir l'énergie monter de plus en plus jusqu'au sommet de la tête, jusqu'aux bout des doigts, tout le corps se remplie de toutes ces particules d'or qui se diffusent dans chaque cellule.

Remarquer cette nouvelle ouverture, voir dorénavant les choses de manière plus positive face aux possibilités qui s'offrent à soi. Se percevoir plus efficace, avec ce nouveau regard tourné vers l'intérieur de soi-même. Briller, rayonner, démontrer une belle ouverture d'esprit envers les occasions d'avancer dans son chemin de vie.

Penser au but à atteindre, à son objectif. Le fixer, comme si l'on avait ce but au-dessus de la tête. Voir maintenant toute la préparation nécessaire pour y arriver, tous les préparatifs : les personnes à rencontrer, les tests à passer, le travail à faire, les révisions à effectuer, la concentration et l'attention nécessaire,... . Voir le cheminement de toutes les démarches à réaliser pour atteindre cet objectif. Imaginer le chemin de vie qui se dirige vers l'obtention et la réalisation d'un souhait du futur...

Puis vivre toutes les épreuves mentalement, se voir au moment d'atteindre cet objectif. Vivre pleinement ce moment et enfin voir la réussite. Prendre tout le temps nécessaire pour cela.

Apprécier, visualiser et s'imprégner de la réussite, la victoire et la satisfaction. Ressentir pleinement toutes ces agréables sensations, la joie, la fierté. Noter tous les changements corporels et psychologiques que cela entraîne, le bien-être total.

Enfin, se projeter dans le futur, deux mois après avoir atteint l'objectif, avoir ce regard sur le passé, ce sourire derrière les lèvres, être heureux et fier d'avoir réussi son projet.

Faire une pause d'intégration et laisser le temps de s'imprégner de tout le positif.

✓ Désophronisation + suggestion cadeau.

Maintenant, se faire à l'idée de reprise, progressivement, chacun à son rythme. Inspirer profondément pour retrouver le tonus du ventre, du thorax et faire le plein d'énergie.

Puis penser à ramener avec soi toutes les sensations positives ressenties, la force, la réussite, la victoire, la satisfaction et la fierté afin de les faire perdurer le plus longtemps possible après la séance, les jours, semaines et mois qui viennent.

Respirer profondément une seconde fois puis une troisième fois. Commencer à remuer le bout des doigts, le bout des pieds et serrer progressivement les poings sans forcer. Et penser bien à ramener avec soi toutes les sensations de force, de réussite, de victoire, de satisfaction et de fierté pour qu'elles perdurent les jours d'après, les semaines suivantes et les mois qui viennent.

Puis s'étirer en respirant profondément, bailler, visualiser la pièce dans laquelle on se trouve puis ouvrir les yeux et reprendre contact avec le quotidien.

FICHE DE SYNTHESE : ATTEINDRE SES OBJECTIFS

Séance pour se motiver à atteindre ses objectifs, se donner du courage, de la force mentale et se programmer positivement dans le futur.

➢ ***Sophrologie Dynamique :***

✓ Exercice de la tête (5X – 1 à 3 séries) : Amélioration de la circulation cérébrale, d'abord en levant le visage puis en descendant le menton vers la poitrine.

✓ Haussement des épaules (5X – 1 à 3 séries) : Jeter, se débarrasser et éliminer tout ce qui peut empêcher d'atteindre ses objectifs. Pause d'intégration.

✓ Respiration Totale (5X – 1 série) : Lever les bras à l'inspiration, puis à l'expiration descendre les mains sur la tête, le thorax et le ventre, en pensant : « Je suis fier de moi, je vais réussir ».

- ***Sophrologie Statique :***

- ✓ Installation dans une position agréable : Prise de conscience des points d'appui, de la respiration, sans la modifier, calme et tranquille.

- ✓ Sophronisation de Base – La vague de détente : Relâcher tout le corps par une vague de détente. Laisser le corps être enveloppé d'une sensation douce et agréable.

- ✓ Descente intérieure, atteinte du niveau sophroliminal : Descendre au plus profond de soi-même, en toute sécurité, laisser venir des images ou des sensations positives.

- ✓ Activation intra-sophronique : Ressentir la grande conviction que l'on va réussir à atteindre tous ses objectifs. La laisser se développer en soi, prendre racine.

- ✓ Exercice de Visualisation – L'Etoile + SAP : Fixer son objectif, puis imaginer une magnifique étoile de lumière, pleine d'énergie, entrer en contact avec elle. Voir les choses de façon plus positive, briller et rayonner. Se voir se préparer à son objectif, le vivre et le réussir.

- ✓ Désophronisation + suggestion cadeau : Ramener avec soi les sensations de joie, de réussite, de victoire, de satisfaction et de fierté pour les jours, semaines et mois qui viennent.

LE LACHER-PRISE

Séance pour prendre de la distance, du recul face aux situations difficiles du quotidien.

➢ ***Sophrologie Dynamique :***

✓ Détente du ventre.

Cette technique est indiquée pour les situations qui créent de l'anxiété et qui « tendent » le ventre.

Assis ou allongé, posez les mains sur le ventre au niveau du nombril, bien à plat l'une à coté de l'autre.

Fermer les yeux et déplacer les mains sur le ventre en imaginant le découvrir pour la première fois.

Mains au centre, de part et d'autre du nombril, inspirer en poussant sur les abdominaux pour soulever les mains.

Expirer en laissant le ventre rentrer, tout en appuyant légèrement avec les deux mains. Relâcher bien afin que le ventre soit souple au contact des mains.

Recommencer cet exercice trois fois.

Ensuite suspendre le souffle à la fin de l'expiration et déplacer les mains toujours bien à plat, en traçant des cercles dans le sens des aiguilles d'une montre. Avec les deux mains, mobiliser l'ensemble du ventre.

Inspirer profondément, le ventre se soulève, les muscles sont en tension légère.

Expirer, vider puis bloquer et masser le ventre dans un large mouvement circulaire. Le ventre doit faire l'effet d'une boule de pâte à modeler que l'on veut déplacer sous les doigts.

Continuer en massant en profondeur et en douceur pendant une minute.

Ramener les mains l'une à côté de l'autre sur le ventre. Ressentir les choses de l'intérieur.

Puis ressentir une légère chaleur sur le ventre. Se Concentrer sur cette chaleur. Le ventre est souple et chaud, de plus en plus chaud. La chaleur augmente à chaque respiration. La chaleur des mains pénètre à travers la peau dans le ventre et se propage.

Ressentir la détente et le réconfort. Se laisser-aller à ces sensations.

✓ <u>La respiration au carré.</u>

C'est une respiration sur quatre temps, qui apaise en cas de stress.

Commencer par pratiquer une respiration lente et abdominale.

Inspiration pendant 4 secondes, rétention pendant 4 secondes.

Expiration pendant 4 secondes, rétention en bas d'inspiration pendant 4 secondes.

Recommencer cet exercice 5 fois en fermant les yeux et essayer d'accompagner chaque phase respiratoire du tracé mental du côté d'un carré.

✓ <u>Souffler dans la boite.</u>

Repenser à une scène en particulier qui évoque des sentiments qui ne sont pas agréables et dont il est difficile de se détacher. Une situation qui ne va pas actuellement, qui dérange ou qui perturbe. Puis imaginer qu'à chaque expiration, toutes les émotions négatives viennent se placer dans une petite boîte.

Inspiration profonde par le nez, expiration par la bouche : Souffler toutes les pensées négatives, se libérer de tout le poids sur le cœur, de tout le poids sur les épaules, de cette éventuelle boule au ventre.

Recommencer une seconde fois : Inspiration profonde, expiration totale et imaginer remplir cette boite de toutes ces émotions négatives, toutes ces sensations désagréables. Sentir que tous ces sentiments désagréables s'éloignent de plus en plus.

Puis une troisième fois : Inspiration profonde, expiration totale et se libérer complètement de toutes ces sensations qui dérangent et qui perturbent.

Continuer si nécessaire, jusqu'à temps que tous les sons, les couleurs, les odeurs de cette situation diminuent de plus en plus. Jusqu'à temps que les sons deviennent à peine audibles, que les couleurs deviennent de plus en plus clairs, et que les odeurs s'estompent.

Puis lorsque la boite est pleine, et que les sons de cette situation ne sont plus audibles, que les couleurs ne sont plus visibles et que les odeurs ont complètement disparus, faire une pause.

Laisser quelques instants pour que chacun puissent bien se débarrasser de tout ce qui le dérange et remplir sa boite.

Ressentir les nouvelles sensations, peut-être du vide, peut-être autre chose. Percevoir la prise de distance, la légèreté, peut-être même une sensation de flottement, de liberté, ou de bien-être tout simplement. Amplifier au maximum toutes ces sensations agréables en se concentrant, en y attachant de l'importance, les développer en soi, les ancrer, ressentir la nouvelle direction à prendre.

Faire une pause d'intégration pour laisser le temps au corps d'intégrer toutes ces émotions positives.

- ***Sophrologie Statique :***

✓ Installation dans une position agréable.

S'installer confortablement, les yeux fermés, et progressivement se fermer à toutes les activités extérieures. Se concentrer sur la respiration, sur la vie intérieure dans son corps.

Respirer à son rythme, calmement et prendre conscience de la forme de son corps, de son visage, du rythme et de l'harmonie de la respiration.

Prendre conscience du corps et de sa position. Noter tous les points d'appui : la tête, les épaules, les bras, les mains, le dos, le bassin, les fesses, les talons, les pieds.

Prendre quelques grandes respirations. Ressentir à l'inspiration le trajet de l'air le long de la gorge jusqu'à l'abdomen. Puis ressentir aussi à l'expiration, le ventre qui se creuse et l'air qui sort par la bouche.

Prendre simplement le temps de se sentir bien, et laisser le calme envahir tout le corps et tout l'esprit.

✓ <u>Sophronisation de Base.</u>

Porter l'attention sur le visage. Eliminer les tensions du front, détendre les muscles autour des yeux, sentir les paupières reposées, détendues, plus lourdes sur les yeux. Ressentir le poids des globes oculaires, les yeux semblent flotter dans leur orbite et toujours respirer calmement, à son rythme.

Puis éliminer les tensions au niveau du nez, des oreilles, des joues, face externe puis face interne. Détendre la mâchoire, laisser lentement la bouche s'entrouvrir et décoller la langue du palais si cela est nécessaire.

Prendre conscience du visage, maintenant calme et détendu. Sentir l'air frais passer entre les lèvres ou par les narines, respirer tranquillement à son rythme.

Poursuivre cette détente sur le haut du corps en éliminant les tensions au niveau du cou, face antérieure et face postérieure, les vertèbres cervicales se placent bien autour de leur axe, les épaules se relâchent et tombent.

Eliminer les tensions au niveau des bras, des tendons, des coudes, des avant-bras jusqu'aux poignets, jusqu'aux mains, l'intérieur des mains, la pulpe des doigts et laisser venir des sensations de détente, de chaleur ou de picotements.

Respirer toujours tranquillement, à son rythme, laisser circuler ces sensations de repos dans les bras, jusqu'aux épaules puis dans le buste où les muscles de la poitrine se relâchent.

Eliminer les tensions au niveau du ventre, la ceinture abdominale se détend, seule la respiration vient rythmer harmonieusement le mouvement du ventre. Puis chasser les tensions au niveau du dos en plaçant lentement chaque vertèbre sur l'appui choisi, depuis les cervicales jusqu'aux lombaires.

Eliminer les tensions des muscles fessiers, du bassin, toute la partie supérieure du corps est maintenant détendue, respirer toujours calmement, tranquillement à son rythme. Se sentir de plus en plus détendu à chaque respiration, de plus en plus au bord du sommeil.

Poursuivre la relaxation en relâchant les muscles des cuisses, les genoux, les mollets, les chevilles et jusqu'à la plante des pieds et le bout des orteils.

Le corps est maintenant totalement reposé, sans tension, il vit au rythme de la respiration harmonieuse et calme.

Laisser circuler les sensations agréables engendrées par cette détente, impressions de repos, peut-être de légèreté, de détente parfaite et d'harmonie, enregistrer ces sensations positives.

Prendre conscience de la respiration qui apporte la paix, le calme, la détente, et la confiance en soi, prendre conscience du corps parfaitement relaxé, au bord même du sommeil.

✓ <u>Exercice de visualisation : le nuage.</u>

Maintenant, laisser venir à l'esprit l'image d'un grand ciel bleu. Un magnifique ciel immense et ouvert, avec un superbe dégradé de bleu. Visualiser au milieu de ce grand ciel bleu, un petit nuage blanc, qui descend doucement et tranquillement. Lorsque ce petit nuage blanc se trouve à proximité de soi, l'observer davantage : Il est tout en rondeur, cotonneux, doux et d'un blanc immaculé.

S'installer confortablement et en toute sécurité sur le nuage. Ressentir sa texture douce et cotonneuse qui s'adapte parfaitement à sa position. Prendre le temps de bien choisir sa position, de se sentir parfaitement bien sur ce nuage.

Puis visualiser le nuage qui s'élève un peu, jusqu'à une hauteur qui soit agréable, ni trop haute ni trop basse.
Flotter tranquillement sur ce nuage, sous le ciel bleu immense, pendant quelques instants.

Après un petit moment, sentir que le nuage bouge légèrement et se déplace. Observer quelques oiseaux qui volent à proximité, en sifflant joyeusement. Admirer leur grâce, leur liberté et le sentiment de profonde joie intérieure qui se dégage d'eux, simplement par la possibilité de voler où ils veulent.

Puis observer également un grand arc-en-ciel qui part de l'horizon pour se perdre dans le ciel. Admirer toutes ces couleurs magnifiques qui se déploient dans le ciel.

Le nuage ralentit et il permet d'admirer le spectacle merveilleux : Le ciel, les oiseaux, l'arc-en-ciel.

Respirez l'air pur et frais et profiter de toute la liberté qui s'offre à soi.

Les oiseaux volent une dernière fois à proximité, tandis que le nuage redescend tout doucement vers la terre, pour se poser avec grâce au sol.

Maintenant, laisser partir le nuage en sachant qu'il reviendra dès que besoin. Respirer profondément, et prendre le temps de ressentir tous les bénéfices de cette promenade, pour les intégrer dans le corps et l'esprit.

Prendre conscience que ces sensations sont et seront toujours présentes, accessibles à tout moment et en tout lieu.

- ✓ Pause phronique de totalisation.

Après cet exercice, s'accorder quelques minutes pour « mémoriser » les sensations ressenties et prendre conscience des modifications et des nouveaux équilibres engendrés par la séance.

Prendre le temps nécessaire, ne rien faire, juste lâcher prise, juste être présent, et c'est à ce niveau que ce passe un changement en soi, cela se fait tout seul, c'est un processus d'intégration.

- ✓ Désophronisation.

Récupérer peu à peu son tonus musculaire avec le bénéfice d'un calme, d'une détente, d'une harmonie et d'un bien être qui vont se poursuivre dans les jours futurs.

Puis, doucement, pour reprendre contact avec son corps, contracter les extrémités des membres, les mains, les orteils, s'étirer, bailler si le besoin s'en fait sentir.

Prendre une grande respiration et soufflez fort, pour dynamiser le ventre et la poitrine.

Puis chacun à son rythme, ouvrir les yeux et prendre conscience de sa présence dans la pièce.

FICHE DE SYNTHESE : LE LACHER-PRISE

Séance pour prendre de la distance, du recul face aux situations difficiles du quotidien.

➢ ***Sophrologie Dynamique :***

✓ Détente du ventre : Mains au centre, de part et d'autre du nombril, inspirer en poussant sur les abdominaux pour soulever les mains. Expirer en laissant le ventre rentrer, tout en appuyant légèrement avec les deux mains. Relâcher bien afin que le ventre soit souple au contact des mains. Recommencer cet exercice trois fois.

Ensuite suspendre le souffle à la fin de l'expiration et déplacer les mains toujours bien à plat, en traçant des cercles dans le sens des aiguilles d'une montre. Continuer en massant en profondeur et en douceur pendant une minute.

✓ Respiration au carré : Inspiration pendant 4 secondes, rétention pendant 4 secondes. Expiration pendant 4 secondes, rétention en bas d'inspiration pendant 4 secondes. Recommencer cet exercice 5 fois.

✓ Souffler dans la boite : Repenser à une situation qui évoque des sentiments qui ne sont pas agréables, puis imaginer qu'à chaque expiration, toutes les émotions négatives viennent se placer dans une petite boîte. Ensuite, ressentir les nouvelles sensations, percevoir la prise de distance, la légèreté…

- ***Sophrologie Statique :***

- ✓ Installation dans une position agréable : Se fermer à toutes les activités extérieures et se concentrer sur la respiration, sur la vie intérieure dans son corps. Puis prendre conscience de la forme de son corps, de son visage, du rythme et de l'harmonie de la respiration.

- ✓ Sophronisation de Base : Eliminer toutes les tensions dans toutes les parties du corps, de la tête jusqu'aux bout des doigts, jusqu'au bout des pieds.

- ✓ Exercice de visualisation – le nuage : Visualiser un magnifique ciel bleu, puis un petit nuage blanc, doux et cotonneux. S'installer confortablement et en toute sécurité sur le nuage qui s'élève à une hauteur agréable. Profiter du spectacle, des oiseaux, d'un magnifique arc-en-ciel, se sentir léger et libre.

- ✓ Pause phronique de totalisation : S'accorder quelques minutes pour « mémoriser » les sensations ressenties et prendre conscience des modifications et des nouveaux équilibres engendrés par la séance.

- ✓ Désophronisation : Récupérer peu à peu son tonus musculaire avec le bénéfice d'un calme, d'une détente, d'une harmonie et d'un bien être qui vont se poursuivre dans les jours futurs.

RETROUVER LE SOMMEIL

Séance pour s'endormir plus facilement et enchaîner les phases de sommeil sans réveil nocturne.

➢ ***Sophrologie Dynamique :***

✓ Respiration ventrale.

En position allongée, porter son attention au niveau du ventre qui se gonfle à l'inspiration et se dégonfle à l'expiration. Laisser le ventre se gonfler, rester en apnée pendant deux secondes puis expirer de façon lente et calme. Continuer les mouvements ventraux qui deviennent de plus en plus habituel, à son propre rythme avec fluidité et régularité.

Observer comme la respiration devient plus lente, plus calme, plus profonde. Noter les sensations agréables dans tout le corps, et vivre la détente physique et mentale. Laisser le calme envahir progressivement tout le corps, jusqu'au plus profond de soi-même.

✓ Sophro Respiration synchronique.

La sophro Respiration Synchronique peut se pratiquer en 2 temps (Inspiration / Expiration) ou en 5 temps (Inspiration / Rétention / Tension douce / Expiration / Relaxation). L'idéal est d'essayer les deux méthodes afin de trouver celle que chacun préfère dans cette situation :

- La sophro Respiration Synchronique en 2 temps :

Inspiration profonde par le nez en visualisant l'endormissement, puis expiration douce et lente par la bouche en pensant à un mot comme « calme » ou « paisible ».
Pratiquer cette respiration pendant quelques minutes.

- La sophro Respiration Synchronique en 5 temps :

Inspiration profonde par le nez, rétention en visualisant la nuit, douce tension puis expiration lente par la bouche en pensant à un mot comme « plénitude » ou « récupérateur ».
Pratiquer cette respiration pendant quelques minutes.

Conseiller de pratiquer cet exercice à plusieurs reprises au cours de la journée afin de créer un auto-conditionnement et une apparition automatique du mot choisi lors de l'endormissement réel.

✓ Respiration profonde.

Cet exercice sera à reproduire en cas de difficulté à s'endormir ou se rendormir.

Respirer profondément, et se dire à l'inspiration : « j'ai sommeil » et ressentir les yeux qui piquent, l'envie de bailler, percevoir le sommeil qui approche. Puis se dire à l'expiration : « je suis en train de m'endormir ».

Ressentir et percevoir toutes les sensations relatives à l'endormissement, se concentrer uniquement sur sa respiration, apaisante et relaxante, et répéter cet exercice 20 fois si l'endormissement n'a pas eu lieu avant...

➤ ***Sophrologie Statique :***

✓ Installation dans une position agréable.

En position couchée, sur un tapis de gymnastique par exemple, prendre conscience des points d'appui du corps, du contact de la tête, des épaules, du dos, des fessiers, des jambes et des talons avec le sol.

Laisser le corps se relâcher complètement, autoriser chaque muscle à se détendre. Noter simplement quelle est la partie du corps la plus tendue puis la laisser se relâcher. Et ainsi de suite, quelle est la partie du corps qui se trouve désormais la plus tendue ? Puis la laisser se détendre à son tour. Prendre quelques instants pour réaliser cette décontraction musculaire.

Puis prendre conscience de la respiration, sans la modifier, calme et tranquille. Puis peu à peu, laisser cette respiration s'approfondir, devenir plus lente et plus régulière voir plus abdominale.

Porter son attention sur la température de l'air ambiant sur les parties découvertes de la peau, puis sur sa température interne. Comparer ces températures et noter les différentes sensations.

Puis porter son attention sur les sons, les bruits extérieurs, puis les laisser glisser. Laisser tous les bruits inutiles s'effacer. Ecouter le son de la voix qui guide la séance, son rythme, son timbre, calme et apaisant.

✓ <u>Exercice de visualisation – Nuit étoilée.</u>

A partir de maintenant, fermer les yeux et s'installer confortablement et progressivement dans un paysage de pleine nature, en plein air, à la tombée de la nuit et en toute sécurité. Se remémorer un lieu connu ou bien se trouver dans un lieu complètement imaginaire, peu importe, il faut juste que le lieu soit fortement apprécié, plaisant et agréable. Se sentir comme dans un cocon protecteur.

Et maintenant, visualiser ce magnifique ciel étoilé qui se trouve juste au-dessus de sa tête. Un grand et magnifique dôme, d'un bleu magnifique. Peut-être un bleu nuit, ou bien un bleu violet ou alors un bleu plus clair comme celui des nuits de pleine lune. Observer toutes les étoiles qui scintillent dans le ciel. Les petites, les plus grandes, certaines plus lumineuses, distinguer des constellations et peut-être percevoir des étoiles filantes. Regarder la lune, sa forme, distinguer ses éventuels cratères.
Admirer ce magnifique ciel étoilé et se sentir profondément détendu, paisible.

Ressentir la douce température ambiante sur les parties découvertes de la peau, et se sentir comme dans un petit nid douillet. Continuer d'observer cette douce nuit et se sentir toujours calme et relâché.

Respirer le bon air pur de ce magnifique lieu extérieur. Percevoir l'air plus frais à l'inspiration et plus chaud à l'expiration. Continuer de se détendre profondément, d'observer ce magnifique paysage et de s'imprégner de toutes les sensations. Et se sentir toujours calme et détendu.

Profiter quelques instants de cet agréable moment et faire une petite pause d'intégration pour laisser le temps au corps d'intégrer le calme, la tranquillité et le bien-être total.

✓ Sophronisation de base rapide.

Porter l'attention sur le visage et relâcher le front en éliminant les moindres rides. Relâcher les yeux, les muscles autours des yeux et ceux derrière les yeux. Continuer la relaxation du visage par la décontraction des muscles des joues, la partie extérieure des joues, la partie interne en rapport avec la bouche, laisser la langue devenir souple, les dents se desserrer et les lèvres s'entrouvrir.

Puis laisser aller les épaules, les muscles des bras, les ligaments des coudes, les avant-bras, les poignets, les mains jusqu'au bout des doigts. Le relâchement des bras entraîne celui de la nuque, détendre complètement les muscles de la nuque.

Ensuite détendre le thorax et laisser aller le ventre en relâchant les muscles de la sangle abdominale.

Porter l'attention sur les muscles fessiers qui s'étalent, relâcher les muscles des cuisses, les plus superficiels comme les plus profonds.

Relâcher les ligaments des genoux, des mollets, des chevilles et des pieds. Prendre conscience de l'ensemble du corps à présent relâché et détendu sur le matelas.

Laisser aller le cerveau, et prendre conscience que l'esprit est libéré de tout le stress psychologique, de toutes les pressions mentales.

- ✓ Protection sophro liminale du sommeil.

Toujours en position allongée, respirer profondément et lentement. Prendre conscience qu'il est essentiel au moment du coucher de se mettre en paix avec soi-même, de mettre de côté les soucis et les tracas du quotidien, de s'étendre confortablement et de se détendre.
Prendre une respiration plus lente et plus profonde et laisser le temps à cette respiration de s'installer tranquillement.

Maintenant, imaginer le moment du coucher en détaillant toutes ses habitudes. Effectuer mentalement tous les actes qui conduiront à l'endormissement. Commencer par visualiser les moments qui précèdent le coucher. Peut-être le passage dans la salle de bain avec la douche, le lavage de dents, le déshabillage... Visualiser le fait de se changer, éventuellement de mettre sa tenue pour dormir, peut-être d'enlever ses bijoux, sa montre...

Laisser passer quelques minutes pour laisser le temps de bien imaginer tous ces actes.

Puis visualiser la chambre, tous les détails de la chambre, les murs, le mobilier, la décoration, les couleurs de la pièce, les parfums...
Puis se voir aller se coucher, visualiser ces instants lorsque l'on se met au lit. Se voir peut-être lire un livre, un magazine ou regarder la télévision...

Puis imaginer éteindre la lumière et ressentir l'endormissement qui arrive. Et alors que la respiration est toujours lente et profonde, penser à un mot qui accentue la quiétude et la paix intérieure, afin que tous les mécanismes biologiques et psychologiques soient tranquilles et apaisés.
Laisser passer quelques instants pour favoriser le calme et la détente.

Ressentir et percevoir tous les effets bénéfiques d'une bonne nuit de sommeil, pleine et sans coupure, suffisamment profonde. Percevoir la sensation de récupération et d'élimination de toutes fatigues physiques et mentales accumulées. Se sentir parfaitement bien.

Puis imaginer l'heure de son lever, peut-être entendre la sonnerie du réveil, percevoir le jour qui se lève, ressentir la conscience du corps qui s'éveille.

Puis reprendre une respiration profonde et régulière et imaginer un projet positif à court terme comme la bonne humeur, le fait d'être sociable, joyeux, se sentir reposé, avoir bonne mine. Ainsi la conscience va s'imprimer de ce projet et va dynamiser le réveil.

Il est conseillé de pratiquer cette séance plutôt le soir, et de ne pas faire de désophronisation. Ainsi chacun pourra se coucher en profitant encore des effets bénéfiques de la séance.

FICHE DE SYNTHESE : RETROUVER LE SOMMEIL

Séance pour s'endormir plus facilement et enchaîner les phases de sommeil sans réveil nocturne.

➢ ***Sophrologie Dynamique :***

✓ Respiration ventrale : Porter son attention au niveau du ventre qui se gonfle à l'inspiration et se dégonfle à l'expiration. Laisser un temps d'apnée de 2 secondes entre l'inspiration et l'expiration, et continuer sur un rythme fluide et régulier.

✓ La Sophro Respiration Synchronique (S.R.S) : Processus respiratoire en 2 ou 5 temps, pendant lequel on visualise à l'inspiration profonde par le nez l'endormissement et la nuit. Puis à l'expiration lente et douce par la bouche, on pense à mot symbolisant le calme et la tranquillité.

✓ Respiration profonde : Respirer profondément, se dire à l'inspiration : « j'ai sommeil » et ressentir les yeux qui piquent, l'envie de bailler, et percevoir le sommeil qui approche. Puis se dire à l'expiration : « je suis en train de m'endormir ».

- ***Sophrologie Statique :***

- ✓ Installation dans une position agréable : Prise de conscience des points d'appui, relâchement musculaire total, approfondissement de la respiration, ressentir les différentes températures, laisser s'effacer tous les bruits inutiles.

- ✓ Exercice de visualisation – nuit étoilée : Etre le spectateur d'une magnifique nuit étoilée, en toute sécurité, et profiter du spectacle des constellations. Se sentir comme dans un cocon protecteur.

- ✓ Sophronisation de Base Rapide : Procéder à une détente du corps segment par segment rapide pour préparer la protection Sophro Liminal du Sommeil. Se libérer des tensions physiques et des pressions mentales.

- ✓ Protection Sophro Liminal du Sommeil : En état de relaxation, visualiser le moment du coucher, la phase de l'endormissement, ressentir tous les effets positifs d'une bonne nuit de sommeil puis d'un bon réveil qui sera dynamisé par une projection positive.

Effectuer de préférence cette séance plutôt le soir et ne pas pratiquer de désophronisation pour conserver tous les effets positifs de la séance sur la nuit à venir.

LE MAL DE DOS

Le mal de dos = le mal du siècle ! Séance pour apprendre à diminuer les douleurs dorsales, éliminer les tensions qui s'accumulent comme un poids que l'on porte.

- ***Sophrologie Dynamique :***

✓ Exercice du cintre.

Debout ou assis, pratiquer quelques respirations profondes. Observer et accueillir les sensations dans tout le corps.

Observer les épaules, puis visualiser une veste soutenue par un cintre. Imaginer les épaules dans la veste, et enlever le cintre, les épaules de la veste se relâchent. Ressentir ses épaules s'abaisser et se décontracter.

Vivre la détente et conserver toutes ces agréables sensations.

✓ Etirement de la colonne vertébrale (3X – 1 à 3 séries).

En position debout, adopter une respiration abdominale paisible et régulière. Prendre conscience de son corps en mouvement, plus particulièrement le dos et la colonne vertébrale.

Croiser les doigts, mains vers le sol paumes vers le bas - Respiration libre. Tourner lentement le buste, les épaules et la tête vers la droite puis vers la gauche, sans bouger le bassin ni les jambes.

Effectuer cette rotation droite-gauche en montant très progressivement les mains :

- devant le ventre,
- devant la poitrine,
- devant le visage,
- au-dessus de la tête.

Redescendre maintenant lentement les mains, comme à l'aller mais en sens inverse, jusqu'à leur position initiale vers le sol, paumes vers le bas.

Faire une pause d'intégration pour apprécier davantage toutes les sensations de détente et d'étirement de la colonne vertébrale et ressentir la diffusion d'une douce énergie.

Cet exercice permet de libérer le dos de toutes les tensions et de toutes les émotions négatives accumulées au fil des jours et qui viennent se loger dans cette région.

✓ <u>Etirement du cou.</u>

En position debout ou assis, inspiration en étirant la tête vers le haut, menton un peu rentré et expiration profonde, tranquille, tête vers le bas pour étirer l'arrière du cou, puis relever la tête en inspirant et continuer les mouvements en trouvant un rythme régulier et fluide. Laisser une apnée après chaque fin d'expiration. Apprécier la détente du visage, de la langue, de la bouche.

Puis tête au milieu, inspirer et souffler en tournant la tête vers la gauche en plaçant le menton au-dessus de l'épaule et en expirant comme pour regarder derrière soi et inspirer en revenant au milieu puis souffler vers la droite. Avec un temps d'apnée après chaque inspiration, continuer le mouvement plusieurs fois, tout doucement chacun à son rythme. Détente plus profonde.

Pause d'intégration pendant laquelle chacun écoute son corps et son souffle en appréciant la libération des tensions. Laisser venir un mot qui correspond à l'état de bien être ici et maintenant.

Ces deux exercices du cou permettent de décontracter toute la zone nuque, épaules, trapèzes, et éliminent toutes les tensions et tous les effets du stress psychologique qui viennent se loger dans cette région et provoquent parfois des blocages, des raideurs ou des maux de tête.

✓ <u>Toucher le plafond (3X – 1 à 3 séries).</u>

Cet exercice permet de se détendre dans la tension et se pratique en position debout.

Inspirer profondément et essayer de toucher le plafond avec la main droite en tendant le bras et en s'appuyant sur le pied gauche. Puis souffler et relâcher en descendant le bras le long du corps.

Renouveler trois fois cette séquence toujours du même côté et ressentir les différentes sensations que l'exercice procure.

Maintenant, inverser la main et le pied, inspirer profondément et essayer de toucher le plafond avec la main gauche en tendant le bras et en s'appuyant sur le pied droit. Puis souffler et relâcher en descendant le bras le long du corps.

Renouveler également trois fois cette séquence toujours du même côté et ressentir les différentes sensations que l'exercice procure.

Et enfin, étirer au maximum les deux bras en inspirant profondément et en soufflant relâcher et redescendre les bras le long du corps.

Relâcher tout le corps, sentir la détente physique et mentale et porter son attention sur les perceptions qui parviennent après ces mouvements.

- ***Sophrologie Statique :***

✓ Installation dans une position agréable.

Installation en position assise le dos bien droit, les mains posées sur les cuisses, les doigts légèrement écartés, les talons joints et l'avant des pieds écartés, les yeux fermés. L'attention se porte sur la respiration, sans la modifier, calme et tranquille. Prise de conscience des points d'appui entre le corps et la chaise. Approfondissement du souffle qui devient plus lent, plus régulier.

✓ <u>Exercice de visualisation : Champs de fleurs.</u>

Visualisation d'un magnifique grand champ de fleurs. Observer les différentes couleurs : Les couleurs vives et chatoyantes, les couleurs plus douces et plus claires, le vert des feuilles, l'immensité du ciel bleu, la lumière dorée du soleil.

Observer toutes les formes de ces fleurs, celles en forme d'étoile, celles en forme de papillon, la forme des roses ou des fleurs plus exotiques. Visualiser la taille, les contours. Regarder l'ensemble de ce magnifique paysage, se sentir bien, calme et détendu.

Ecouter tous les sons : Peut-être le chant des oiseaux au loin, le bruissement du vent. Continuer d'observer ce décor splendide et de l'écouter puis se sentir complètement relaxé.

Respirer tous les parfums de ces fleurs. Distinguer différentes odeurs, le parfum des roses, différent de celui des lys. Sentir et s'imprégner de tous ces parfums subtils. Et visualiser l'ensemble de ce paysage, l'écouter, le respirer et se sentir parfaitement relaxé.

Puis ressentir la chaleur des rayons du soleil sur toutes les parties découvertes de la peau : le visage, les mains. Puis se concentrer et ressentir la texture de l'herbe fraîche sous les pieds nus. Eventuellement cueillir une fleur, toucher le velours de ses doux pétales.

Regarder dans sa globalité ce magnifique paysage par tous ses sens, avoir ce sentiment de détente profonde.

Puis évoluer dans ce décor de rêve : marcher, s'allonger, s'assoir, peu importe, se sentir juste parfaitement bien, calme, détendu et relaxé.

Laisser quelques secondes, les personnes évoluer librement dans leur paysage, faire une pause d'intégration pour laisser le temps au corps de s'imprégner de toutes ces douces sensations.

✓ Sophronisation de Base : Méthode par sensations.

Commencer à faire trois grandes respirations profondes, en contractant à chaque fois tout le corps et en relâchant avec chaque expiration. Contracter et souffler, bien se détendre avec chaque expiration. Puis à nouveau, inspirer en crispant le visage, en serrant les dents, crisper les yeux, tenir quelques secondes, contracter bien le visage, expirer, relâcher. Et enfin recommencer une troisième fois.

S'abandonner complètement à la sensation que le corps tout entier devient plus lourd comme attiré par la pesanteur. De plus en plus lourd, de plus en plus pesant, les bras sont lourds, très lourds, et plus la détente s'installe, plus les bras paraissent comme engourdi, pesant, comme si le corps s'endormait un peu, progressivement, dans un grand bien être, une grande détente.

Et les jambes sont lourdes, de plus en plus lourdes, tout le corps devient plus lourd, plus pesant, comme bien au chaud, dans un cocon protecteur. Ressentir une agréable plénitude, observer chaque partie du corps par un voyage intérieur, lentement, tranquillement, laisser venir les sensations de détente, plus profondes, un état d'agréable détente qui s'installe peu à peu, de plus en plus progressivement, et lâcher prise.

La respiration est plus régulière, plus profonde, plus tranquille, et diffuse dans tout le corps un état de grand calme. Et sentir la paume de la main droite devenir plus chaude, de plus en plus chaude, et cette chaleur se répand dans tout le bras droit, tout en approfondissant la détente. Puis sentir la paume de la main gauche plus chaude, agréablement chaude, et cette chaleur se répand dans tout le bras gauche en approfondissant la détente.

Puis cette chaleur descend dans les jambes, jusqu'au bout des pieds, en évacuant par le bout des pieds toutes les tensions, jambes plus lourdes et plus chaudes. Se sentir de plus en plus détendu avec la sensation que cette chaleur se diffuse dans tout le corps. C'est très doux et très agréable.

Prendre maintenant conscience de la respiration. Elle est la source de l'énergie vitale, et le lien entre le monde extérieur et le monde intérieur. Imaginer comme une vapeur qui pénètre du nez jusqu'aux poumons, et dans le ventre, ventre qui se gonfle légèrement à l'inspiration, et qui se dégonfle à l'expiration. Respirer tranquillement, sans effort et à chaque respiration l'état de détente s'approfondie.

Maintenant se sentir plus léger, toute sensation de lourdeur disparait, de plus en plus léger, comme un ballon qui s'élève dans l'air, qui s'élève, qui continue de s'élever, léger, et c'est très agréable. Toute tension disparaît. Se sentir toujours léger, bien, la respiration est calme, fluide, tranquille, tout le corps respire au rythme du souffle tranquille et régulier dans une grande paix. S'imaginer comme un nuage qui flotte et à l'intérieur de soi et tout autour de soi, tout est calme et paix. Laisser s'évader du corps toute tension et les pensées deviennent de plus en plus lentes.

S'abandonner à une agréable sensation de douceur et de bien-être, qui pénètre chaque cellule et imprègne tout le corps. Et pendant que le corps se détend plus profondément, de plus en plus profondément, le visage lui aussi s'assouplit, se détend, le front se détend, se lisse, chaque mot approfondie cet état d'agréable relaxation. Rester dans cet état et cette conscience du calme et l'intégrer profondément en soi.

Décompter de 5 à 1 et afin de descendre dans un état de relaxation encore plus profond, en toute confiance. 5 - descendre tranquillement, 4 – en toute sécurité, 3 - au bord même du sommeil, et c'est très agréable, 2 - encore plus profondément, 1 – se laisser-aller complètement. C'est bien. Et sur chaque expiration, poser le mot : calme, qui se diffuse dans tout le corps jusqu'à sa périphérie, à chaque expiration, laisser partir le mot calme dans tout le corps.

- ✓ <u>Sophro Substitution Sensorielle.</u>

Maintenant, focaliser son attention sur une sensation agréable dans le corps ou imaginer une sensation de chaleur (visualiser un soleil, un radiateur, une source de chaleur…) ou de fraîcheur (penser à de la neige, de la glace…) dans une zone du corps non douloureuse.

Se concentrer pour ressentir au maximum toutes ces sensations agréables et s'en imprégner. Puis élargir de plus en plus la zone de ces douces sensations, et laisser diffuser de plus en plus loin toutes ces impressions positives. Ne se concentrer, pour le moment, que sur ces sensations agréables puis les amplifier le plus possible.

Puis tout doucement, étirer toutes ces sensations agréables, de chaleur ou de fraicheur dans le dos. Laisser diffuser dans le dos toute cette douce énergie. Remplacer progressivement toutes les sensations douloureuses par ces agréables sensations, par la chaleur ou la fraicheur.

Ressentir de plus en plus fortement les sensations agréables, la chaleur ou la fraicheur, ressentir de plus en plus nettement toutes ces sensations positives qui se diffusent à l'intérieur du dos. Ces douces sensations deviennent plus profondes, plus réelles. Marquer une pause pour laisser le temps de ressentir.

✓ <u>Désophronisation + suggestion cadeau.</u>

Puis inspirer profondément, souffler complètement, puis prendre peu à peu conscience des bruits extérieurs, et penser à bien ramener avec soi toutes les sensations agréables, de chaleur ou de fraicheur pour qu'elles perdurent le reste de la journée, toute la semaine et tout le mois à venir.

Commencer à bouger les pieds, les mains, s'étirer et bailler, et surtout penser à bien ramener avec soi toutes les sensations agréables, de chaleur ou de fraicheur pour qu'elles perdurent le reste de la journée, toute la semaine et tout le mois à venir. Puis chacun à son rythme, ouvrir les yeux et se sentir en pleine forme et emplie d'une douce énergie.

FICHE DE SYNTHESE : LE MAL DE DOS

Le mal de dos = le mal du siècle ! Séance pour apprendre à diminuer les douleurs dorsales, éliminer les tensions qui s'accumulent comme un poids que l'on porte.

➢ ***Sophrologie Dynamique :***

✓ Exercice du cintre : Visualiser une veste soutenue par un cintre. Imaginer les épaules dans la veste, et enlever le cintre, puis ressentir le relâchement.

✓ Etirement de la colonne vertébrale (3X – 1 à 3 séries) : Etirement de la colonne vertébrale dans toute sa longueur pour se libérer des tensions accumulées dans le dos.

✓ Etirement du cou : Etirement de la nuque et du cou avec un exercice de respiration (haut / bas – gauche / droite) pour se libérer de toutes les pressions mentales et de toutes les tensions qui occasionnent des raideurs dans la nuque.

✓ Toucher le plafond (3X – 1 à 3 séries) : A l'inspiration profonde, essayer de toucher le plafond avec la main droite en s'appuyant sur le pied gauche puis en soufflant, relâcher et redescendre le bras le long du corps. Après 3 séries, renouveler l'exercice avec les mouvements opposés. Puis étirer les deux bras.

- ***Sophrologie Statique :***

- ✓ Installation dans une position agréable : Prise de conscience des points d'appui, de la respiration, sans la modifier, calme et tranquille.

- ✓ Exercice de visualisation – Champ de fleurs : Visualiser un magnifique champ de fleurs, observer toutes les couleurs chatoyantes, les formes, respirer les parfums, écouter les sons, sentir les textures, se sentir bien, calme et relâché.

- ✓ Sophronisation de Base - Méthode par sensation : Relaxer tout le corps en utilisant les sensations de chaleur, de lourdeur et de légèreté.

- ✓ Sophro Substitution Sensorielle : Focaliser son attention sur une sensation agréable ou sur une sensation de chaleur ou de fraîcheur, puis la substituer aux sensations douloureuses ou désagréables.

- ✓ Désophronisation + suggestion cadeau : Ramener avec soi les sensations agréables, de chaleur ou de fraîcheur pour le reste de la journée, toute la semaine et tout le mois à venir.

SOPHROLOGIE POUR LES ENFANTS

Séance constituées de mini-exercices ludiques pour les enfants à partir de 4/5 ans.

- ***Découverte de la respiration :***

✓ Objectif :

L'objectif de cet exercice est d'amener l'enfant à prendre conscience de sa respiration, à l'écouter, à la ressentir sans la modifier, à être uniquement en position d'accueil.

La respiration est un outil formidable pour ramener l'enfant au moment présent, pour l'aider à se calmer, à apaiser les manifestations corporelles suite à une forte émotion et aussi à dénouer les tensions. C'est aussi une précieuse aide pour améliorer sa concentration. En prendre conscience est la première étape pour ensuite mieux la développer et la maîtriser au quotidien.

✓ Exercice :

S'allonger bien confortablement et éventuellement fermer les yeux pour mieux aider à se concentrer.

Ressentir maintenant le corps contre le matelas, la tête, le dos, les bras, les jambes. Tout le corps se calme et se détend.

Puis essayer maintenant de ressentir le bout du nez. S'appliquer à ressentir l'air frais qui rentre et l'air chaud qui sort par le nez ou la bouche. Peut-être que les narines bougent lors de la respiration. Essayer aussi de ressentir l'air dans la gorge.

Puis poser une main sur le ventre et sentir si le ventre bouge lors de la respiration. Ressentir tout ce qui bouge dans le corps, prendre tout le temps nécessaire en respirant comme d'habitude.

- ✓ Poser des questions :

Comment vous sentez-vous quand vous écoutez votre respiration ?
Qu'est ce que ça fait dans votre corps ?
Ecoutez tout ce qui se passe en vous…

- ✓ Désophronisation :

Bouger le corps doucement, s'étirer, bailler et ouvrir les yeux.

- ➢ ***Le coup de poing Karaté :***

- ✓ Objectif :

L'objectif de cet exercice est d'apprendre à l'enfant de se libérer ou de mettre à distance ce qui le submerge, le dérange et l'empêche d'être serein. Il peut s'agir d'angoisses, de peurs diverses, d'une grosse colère, d'un trop plein d'énergie, d'une contrariété, de culpabilité, de complexes etc.

On mobilise ici le corps et la respiration en donnant une intentionnalité à la fois au geste mais aussi à la respiration. L'enfant apprend alors à mieux canaliser son énergie, à se calmer, à apaiser les manifestations corporelles suite à une forte émotion par exemple et donc à mieux gérer ses émotions. C'est aussi un outil efficace pour dénouer les tensions et aider l'enfant à améliorer sa concentration.

✓ Exercice :

Se mettre debout et fermer les yeux pour mieux se concentrer ou bien les garder ouvert.

Penser à quelque chose qui dérange, que l'on veut faire partir de son corps ou de sa tête. Par exemple quelque chose qui met en colère, qui rend triste, qui énerve, peut-être même qui fait peur, ou bien autre chose que l'on ne veut plus en soi.

Penser très fort à cette chose et mettre cela dans un de ses poings comme pour emprisonner ce dont on veut se débarrasser dans cette main.

Puis monter le bras devant soi toujours le poing fermé, puis inspirer en mettant le coude vers l'arrière et le poing près de l'épaule. Retenir son souffle et expirer fort par la bouche en lançant le poing en avant et en se disant dans sa tête *« je jette tout ça »*. Il est possible de crier en même temps si le besoin s'en fait sentir. Puis relâcher le bras et la main et être à l'écoute de ce qui se passe en soi.
Adapter les temps de pause entre deux « coups de poing karaté » où l'enfant est invité à écouter ce qu'il se passe en lui en fonction de son âge (quelques secondes ou même pas du tout pour les plus jeunes).

Recommencer encore une fois avec ce poing et écouter à nouveau ce qui se passe en soi.

Faire la même chose deux fois avec l'autre bras.

Et ensuite faire le même exercice avec les deux poings en même temps. Enfermer dans ses deux mains tout ce qui dérange. Lever les deux bras devant soi, inspirer en déplaçant les deux coudes vers l'arrière, retenir sa respiration et souffler par la bouche en lançant les deux poings en avant. Ecouter tout ce qui se passe en soi.

✓ <u>Variante pour les plus grands :</u>

L'enfant va imaginer que ce qui a l'a dérangé se trouve devant lui, et à chaque coup de poing, il le chasse au loin, de plus en plus loin à chaque coup de poing. Refaire l'exercice 3 à 4 fois de suite sur chaque bras et sur les deux bras en simultané.

✓ <u>Désophronisation :</u>

Sortir de l'exercice en bougeant les mains, les pieds, en s'étirant et en ouvrant les yeux s'ils étaient fermés.

➢ ***Calmer le trop plein d'énergie :***

✓ <u>Objectif :</u>

L'objectif est de permettre d'apaiser une phase d'agitation ou d'évacuer un trop plein d'énergie.

Pour cela l'enfant va dans un premier temps se défouler puis se calmer par la respiration et l'écoute de ses sensations.

L'enfant peut dans cet exercice se défouler, se décharger en tapant des mains puis apprendre à se calmer en se focalisant sur sa respiration et sur ses sensations corporelles. Il prend alors conscience de l'efficacité de sa respiration, il apprend alors à mieux canaliser son énergie, à se calmer, à apaiser les manifestations corporelles suite à une forte agitation et à écouter son corps.

C'est aussi un outil efficace pour dénouer les tensions et aider l'enfant à améliorer sa concentration

✓ Exercice :

Taper dans les mains le plus vite possible et pour aider davantage les enfants, le faire aussi en même temps. Continuer de taper dans les mains le plus vite possible pendant 10 à 20 secondes. Puis arrêter et demander aux enfants ce qui se passe dans leurs mains, qu'est-ce qu'ils ressentent ? Peut-être de la chaleur, des petits picotements ou d'autres choses encore. Accueillir les sensations et partager les siennes.

Ensuite former un bol à l'aide des deux mains et demander aux enfants d'imiter la situation. Puis souffler lentement sur ses mains comme si les mains étaient un bol de soupe très chaude qu'il fallait refroidir en soufflant dessus. Prendre une profonde inspiration et souffler lentement et doucement plusieurs fois sur ce bol (3 ou 4 fois). Puis faire une pause et accueillir les sensations et les partager. Recommencer l'exercice depuis le début 2 ou 3 fois maximum.

Puis finir l'exercice assis en tailleur ou allongé en respirant lentement et en écoutant le corps.

➢ ***Les bulles de savon :***

Matériel nécessaire : flacons en plastique à faire des bulles de savon.

✓ Objectif :

L'objectif de cet exercice est de développer sa propre capacité à se calmer en cas de surexcitation, d'énervement, de trop plein d'énergie à l'aide de sa respiration.

Sans s'en rendre compte et en s'amusant, l'enfant va développer sa respiration en s'entraînant à respirer plus lentement et à se concentrer sur son souffle. Ainsi il travaille non seulement sa concentration, calme son mental mais aussi développe sa propre capacité à se calmer, à apaiser des tensions internes ou un trop plein d'énergie.

Réussir à faire des bulles est à la fois source de joie, d'émerveillement mais c'est aussi gratifiant. L'enfant va alors associer la respiration à du plaisir et du bien-être.

✓ Exercice :

Commencer par faire une démonstration en faisant des bulles soi-même pour montrer aux enfants comment cela se passe, et leur donner envie d'essayer à leur tour.

Inspirer profondément, gonfler les poumons et souffler fort dans l'appareil à bulles et découvrir ensemble ce que cela fait. Le refaire une seconde fois.

Proposer aux enfants de faire la même chose : *« Inspirez par le nez et soufflez fort sur la tige en plastique là où il y a le rond »*. Laisser les faire plusieurs fois en leur laissant le temps de s'amuser. Laisser les découvrir seuls en intervenant le moins possible mais en riant avec eux et en s'émerveillant.

Puis leur montrer autre chose : Inspirer lentement par le nez, gonfler les poumons et souffler lentement dans l'appareil. Observer ensemble ce que cela fait : *« Regardez quand je souffle lentement, je fais des bulles plus grosses, plus nombreuses, etc. »*. Le refaire encore une fois et proposer aux enfants de faire la même chose : « *Inspirez par le nez et soufflez lentement sur la tige»*.

Encourager les enfants pendant qu'ils font les bulles surtout s'ils ont des difficultés, laisser le temps d'y parvenir. Et surtout prendre le temps de s'émerveiller ensemble, de voir les grosses bulles, les petites bulles, les doubles bulles. Regarder les bulles s'envoler au loin, s'amuser à les éclater ensemble ou à souffler dessus. S'étonner de faire des bulles de plus en plus grosses.

Puis selon l'âge des enfants, ils pourront rajouter une intention quand ils souffleront pour faire des bulles : *« A chaque fois que je souffle je remplis les bulles de ce qui m'embête ou de ce qui m'énerve. Et je regarde les bulles s'envoler au loin et disparaître en emportant tout ce que je ne veux plus en moi »*.

➢ *1, 2, 3, Sophro ! :*

✓ Objectif :

L'objectif est de permettre d'apaiser une phase d'agitation ou d'évacuer un trop plein d'énergie. La sophrologie pour les enfants est ludique, ici on va adapter le célèbre « 1, 2, 3 soleil ».

L'enfant peut dans cet exercice se défouler pleinement puis apprendre à se calmer en se focalisant sur sa respiration. Il prend alors conscience de l'efficacité de sa respiration, il apprend alors à mieux canaliser son énergie, à se calmer, à apaiser les manifestations corporelles suite à une forte agitation.

C'est aussi un outil efficace pour dénouer les tensions et aider l'enfant à améliorer sa concentration.

✓ Exercice :

Pour effectuer cet exercice, la pièce doit être suffisamment spacieuse pour courir un peu, sauter et se défouler sans rien casser ni se blesser.

Expliquer aux enfants que vous allez taper une fois dans vos mains en disant « GO » et à ce moment ils pourront se défouler en sautant dans la pièce, en courant, en trépignant des pieds, en tapant des mains, etc. Et quand vous taperez deux fois, ils devront se tenir droits comme un « I », immobiles, les bras le long du corps et respirer en soufflant le plus lentement possible par la bouche.

Commencer une première fois à taper des mains une fois en disant « GO ». Laisser quelques instants les enfants se défouler, et peut-être même le faire avec eux.

Puis taper deux fois et se mettre dans la même position que les enfants pour qu'ils aient un modèle visuel et souffler avec eux. Attendre et les laisser se calmer, puis au bout de 5/6 expirations taper de nouveau une fois dans les mains en disant « GO ». Répéter l'exercice autant de fois que nécessaire.

Puis pour terminer, se mettre assis en tailleur en respirant lentement et en écoutant le corps.

➢ ***Le coussin de colère :***

Matériel nécessaire : des coussins.

✓ <u>Objectif :</u>

L'objectif de cet exercice est de permettre à l'enfant d'apaiser sa colère, sa frustration, une contrariété ou d'évacuer un trop plein d'énergie. On mobilise ici le corps et la respiration en donnant une intentionnalité à la fois au geste mais aussi à la respiration.

L'enfant apprend alors à mieux canaliser son énergie, à se calmer, à apaiser les manifestations corporelles suite à une forte émotion et donc à mieux gérer ses émotions.

C'est aussi un outil efficace pour dénouer les tensions et aider l'enfant à améliorer sa concentration.

✓ <u>Exercice :</u>

Se mettre debout et prendre un coussin. Se placer à un endroit qui permettra de jeter le coussin devant soi sans rien casser.

Prendre le coussin dans les mains, penser à quelque chose qui dérange, et que l'on veut faire partir du corps ou de la tête. Par exemple quelque chose qui met en colère, qui rend triste, qui énerve, ou bien autre chose que l'on ne veut plus en soi. Puis imaginer que l'on met tout cela dans le coussin.

Inspirer en montant le coussin au dessus de la tête, Retenir son souffle et expirer par la bouche en lançant le coussin en avant et en se disant « *je jette tout ça* ». Il est possible de crier en même temps. Relâcher les bras et écouter ce qui se passe à l'intérieur de soi.

Recommencer encore une fois et à nouveau écouter ce qui se passe en soi.

Quand l'exercice est terminé, faire parler les enfants des émotions, ce qui met en colère pour verbaliser les ressentis et les causes de ces manifestations physiologiques.

FICHE DE SYNTHESE : SOPHROLOGIE POUR LES ENFANTS

Séance constituées de mini-exercices ludiques pour les enfants à partir de 4/5 ans.

- ✓ Découvrir sa respiration : Prendre conscience de la respiration, l'écouter et la ressentir sans la modifier. En position allongée, se détendre et se concentrer sur sa respiration, sur l'air frais qui entre par le nez et l'air chaud qui sort par la bouche ou le nez.
  Poser la main sur le ventre et sentir les mouvements de l'abdomen.

- ✓ Le coup de poing Karaté : Penser à quelque chose qui dérange ou qui perturbe, le mettre dans un poing et serrer fort, et en inspirant profondément, monter le bras poing fermé près de l'épaule, coude vers l'arrière. Retenir la respiration et expirer fort par la bouche en lançant le poing en avant en se disant « je jette tout ça ».
  Relâcher le bras, écouter les sensations puis recommencer. Faire l'exercice avec l'autre poing puis avec les deux poings en même temps.

- ✓ Calmer le trop plein d'énergie : Taper dans les mains le plus vite possible pendant 10 à 20 secondes. Ressentir la chaleur, les picotements, les fourmillements. Puis former un bol avec les mains et souffler lentement dessus. Faire une pause et accueillir les sensations.

- ✓ Les bulles de savon : Commencer par faire des bulles en soufflant fort dans l'appareil à bulles, découvrir le résultat et laisser aux enfants le temps de s'amuser.

Puis faire une démonstration en inspirant fortement et en soufflant lentement dans l'appareil. Observer le résultat et laisser le temps aux enfants de s'exercer, de modifier leur respiration et d'observer les changements dans le résultat. Ajouter éventuellement des intentions sur les bulles qui s'éloignent.

- ✓ 1, 2, 3, Sophro ! : Taper une fois dans les mains en disant « GO ». Laisser les enfants se défouler, courir, sauter, taper dans les mains… Puis taper deux fois dans les mains et se tenir immobile, droit, les bras le long du corps et en respirant le plus lentement possible par la bouche. Répéter l'exercice aussi souvent que nécessaire.

- ✓ Le coussin de colère : Prendre un coussin dans les mains, penser à quelque chose qui dérange ou qui perturbe et le mettre dans le coussin. Inspirer en montant le coussin au dessus de la tête, retenir son souffle et expirer fortement par la bouche en lançant le coussin en avant et en se disant « je jette tout ça ». Relâcher doucement les bras et prendre le temps d'écouter les sensations dans tout le corps. Verbaliser les ressentis et les causes de ces manifestations physiologiques.

Ces exercices aident les enfants à se calmer, à apaiser les émotions corporelles suite à une forte émotion, à canaliser leur énergie et à améliorer leur concentration.

AQUA-SOPHROLOGIE

Séance type de sophrologie en milieu aquatique, notamment dans une piscine.

➢ ***Sophrologie Statique :***

✓ <u>Installation dans une position agréable.</u>

Installation dans une position agréable, cela peut être les pieds au sol, adossé contre le rebord de la piscine, en flottaison pour ceux qui sont plus à l'aise dans l'eau, avec l'aide éventuelle de matériel de piscine (frites, planches...).

Fermer les yeux, une fois la position idéale trouvée. A noter qu'à tout moment pendant l'exercice, la position peut être modifiée pour davantage de confort. Se laisser flotter quelques instants, le corps entier ou certaines parties seulement. Si des pensées parasites apparaissent, laisser les couler et disparaitre sans se laisser prendre dans leur courant.

Respirer calmement et tranquillement, relâcher tout son corps en gardant juste la tension nécessaire au maintient de la position. Détendre la tête, la nuque, abaisser les épaules, relâcher les bras jusqu'au bout des doigts. Visualiser toutes les tensions du haut du corps qui descendent le long des bras et qui s'évacuent par le bout des doigts.

Puis permettre au dos de s'étaler complètement, détendre le thorax, laisser un grand calme envahir tout le ventre, débloquer les articulations du bassin puis relâcher les muscles fessiers, les jambes jusqu'au bout des orteils et visualiser toutes les tensions du bas du corps qui descendent le long des jambes et qui s'évacuent par le bout des pieds.

Tout le corps est maintenant complètement détendu et relâché. Laisser le cerveau se libérer de tout le stress psychologique, de toutes les pressions mentales. Ressentir profondément l'eau dans laquelle on repose, la sensation de flottaison, et être bien, libéré, se sentir de plus en plus léger.

Faire une pause d'intégration, laisser le corps et l'esprit s'imprégner de toutes les sensations positives, visualiser toutes les tensions, toutes les pressions qui se sont évacuées.

✓ <u>Observation de toutes les sensations.</u>

Prendre conscience de toutes les sensations. Ressentir l'énergie qui vibre à travers les différents tissus, la peau, les muscles, les os et les organes. Percevoir toute cette énergie qui circule à travers eux.

Porter l'attention sur la fluidité. La fluidité extérieure, cette eau douce et tiède qui entoure le corps et l'enveloppe comme s'il était dans un cocon protecteur. Puis la fluidité intérieure, la circulation sanguine dans tout le corps, le liquide qui entoure les organes, le liquide du cerveau. Prendre le temps de vivre cette agréable sensation de fluidité externe et interne.

Puis porter l'attention sur la température. La température de l'eau, différente de la température de l'air, encore différente de la température interne du corps. Comparer ces différentes températures.

Respirer cet oxygène qui maintient en vie, percevoir des odeurs. Inspirer profondément, souffler complètement et une deuxième fois, inspirer profondément, souffler complètement.

Maintenant concentrer l'attention sur les sons. Les sons de l'eau, les clapotis des mouvements de l'eau, le son de la voix qui guide et qui accompagne durant toute la séance, son rythme, son timbre, relaxant.

Prendre conscience des sensations de lourdeur et de légèreté. Quels sont les membres qui paraissent plus lourds ? Quels sont ceux qui paraissent plus légers ? Ressentir les différences et comparer.

Puis respirer paisiblement, observer ce qui apparait, contempler la vie à l'œuvre. Penser que les profondeurs tranquilles de l'océan ne sont pas troublées par les remous agités de la surface.

✓ Descente intérieure, atteinte du niveau sophroliminal.

Tourner le regard vers l'intérieur de soi-même pour descendre de plus en plus profondément dans la relaxation. Visualiser un magnifique plongeon qui permet de descendre de plus en plus profondément, en toute sécurité, tranquillement, à son rythme, doucement à l'intérieur de soi-même, dans l'endroit où l'on se sent le mieux, avec la personne avec qui on est le mieux : soi-même.

Et continuer de glisser en profondeur à l'intérieur de soi-même et alors que l'on se trouve au plus profond de soi-même, laisser venir à soi toutes les images positives, toutes les sensations agréables que l'on veut. Cela peut-être une personne, une musique, une fleur peu importe. Percevoir tout le positif.
Laisser le temps de l'imagination, de la visualisation, du ressenti.

✓ Activation intra-sophronique.

Et maintenant se retrouver au plus profond de soi-même, en parfaite harmonie corps-esprit, avec une grande confiance en soi, et la certitude de réussir tous les projets à venir.

Répéter : Et maintenant se retrouver au plus profond de soi-même, en parfaite harmonie corps-esprit, avec une grande confiance en soi, et la certitude de réussir tous les projets à venir.

✓ Exercice de visualisation - Le monde sous-marin.

Maintenant imaginer un magnifique monde sous-marin et visualiser tout les détails du décor.

Observer les différentes couleurs : le bleu profond de l'océan, la couleur de la flore sous-marine, des roches, des algues, les couleurs éclatantes de tous les poissons.

Observer les formes, peut-être une roche, des poissons. Visualiser la taille, les contours. Regarder l'ensemble de ce magnifique paysage sous-marin, se sentir bien, calme et détendu.

Puis ressentir la fluidité de l'eau, sa température, sa douceur. Voir l'ensemble de ce magnifique décor et se sentir apaisé.

Evoluer quelques instants dans ce décor de rêve : nager vers les rocher, dans un banc de poissons, être gracieux, regarder le corail, peu importe, ce qui importe c'est de se sentir parfaitement bien.

Laisser quelques secondes, les personnes évoluer librement dans leur milieu aquatique, faire une pause d'intégration pour laisser le temps au corps de s'imprégner de toutes ces douces sensations.

✓ <u>Exercice de visualisation – L'algue.</u>

Sentir maintenant que le corps bouge légèrement. Visualiser une petite algue, qui tangue tranquillement au rythme des vagues. Puis devenir cette petite algue, une petite plante aquatique qui bouge en fonction des courants.

Une petite algue dans un environnement clair et limpide, dans son lieu de vie : un havre de paix et de tranquillité.

Ressentir les courants mouvants, de légères vagues qui font bouger le corps lentement, doucement. Toutes les ramifications de cette petite algue sont prises dans un doux mouvement, continuer de suivre ces mouvements. Laisser le corps se mouvoir comme il le souhaite et suivre l'onde dansante. Les mouvements sont lents, ils peuvent être tout petits et ils peuvent également s'amplifier en fonction des courants et des vagues.

Aucune tension ne parcourt le corps se sentir juste comme cette petite plante aquatique qui bouge au fil de l'eau, au fil des vagues et des courants.
Laisser une pause d'intégration pour ressentir ce corps souple et sans tension, cet esprit apaisé.

- ✓ <u>Désophronisation + suggestion cadeau.</u>

Et puis tout doucement, commencer à faire de petits mouvements dans l'eau avec les mains, avec les pieds, caresser cette eau douce et tiède. Penser à ramener avec soi toutes les sensations agréables positives, ce sentiment de corps souple et sans tension, cet esprit apaisé et laisser perdurer ces agréables sensations, les jours d'après, les semaines qui viennent, et les mois suivants.

Puis commencer à faire des petits mouvements de tête, de droite à gauche, de haut en bas, puis amplifier la respiration, inspirer profondément, souffler complètement, inspirer profondément, souffler complètement, tout en pensant bien à ramener avec soi toutes les sensations positives ressenties : le sentiment de corps souple et sans tension, cet esprit apaisé. Et laisser perdurer ces sensations les jours qui viennent, les semaines suivantes et les mois d'après.

Puis visualiser la pièce dans laquelle on se trouve, la piscine et les gens autour de soi, et tranquillement à son rythme, ouvrir les yeux.

➢ ***Sophrologie Dynamique :***

✓ <u>Exercice de réchauffement.</u>

Un exercice statique en piscine provoque très souvent une sensation de froid lors du réveil. Laisser les personnes bouger librement quelques instants pour se réchauffer, faire tous les mouvements nécessaires : nager, sautiller… .

Puis faire des moulinets avec les bras – 30 secondes d'un côté puis 30 secondes de l'autre. Cet exercice induit un réchauffement relativement rapide et permet au passage un petit massage de la région abdominale.

Et enfin faire un petit exercice de sophro-substitution-sensorielle : Se concentrer sur une partie du corps qui va bien, que l'on ressent bien et l'étirer et la déporter sur les parties fraiches qui ont besoin d'être réchauffées.

✓ <u>Observation de sa respiration naturelle dans l'eau.</u>

Choisir une position confortable et pratique selon l'environnement : Debout, assis sur les marches, ou adossé contre le bord de la piscine.

Prendre une respiration naturelle et l'observer. L'eau permet de mieux ressentir sa respiration grâce à la légèreté qu'elle procure et la sensation qu'elle donne d'amplifier les mouvements. Poser éventuellement ses mains sur son corps pour mieux percevoir les mouvements.

Est-ce que la respiration est plutôt haute ? C'est à dire au niveau du thorax et des poumons. Ou est-ce que la respiration est plutôt basse ? C'est-à-dire plutôt au niveau de l'abdomen. Ou peut-être totale ? Avec plutôt une sensation que tout le tronc se soulève et s'abaisse à chaque mouvement. Est-ce que la respiration est inversée ? C'est à dire que le ventre s'abaisse à l'inspiration et se soulève à l'expiration.

Est-ce que l'inspiration est plus longue que l'expiration ? Auquel cas c'est une respiration plutôt dynamisante. Est-ce que l'expiration est plus longue que l'inspiration ? Et dans ce cas, c'est plutôt une respiration apaisante. Ou peut-être que le rythme de l'inspire et de l'expire sont identiques.

Est-ce que la respiration est plutôt lente ? C'est-à-dire calme. Ou est-ce que la respiration est plutôt rapide ? Est-ce qu'elle témoigne d'un stress ou d'un état d'énervement. Est-ce que l'observation de la respiration modifie son rythme ? Est-ce qu'elle se tranquillise ?

La respiration témoigne de l'état dans lequel on se trouve au moment où on l'observe. Noter le grand calme qui s'installe progressivement en vous rien qu'en se concentrant sur ces mouvements naturels. Laisser cette expérience durer quelques minutes et faire une pause d'intégration pour laisser le calme se diffuser dans tout le corps.

✓ <u>Respiration thoracique.</u>

Respirer avec le haut du corps, en posant les mains, doigts écartés sur les côtes et sentir ses côtes flotter au rythme des inspirations et des expirations.

Noter les modifications que cette respiration apporte, et faire une pause d'intégration le temps de ressentir que toutes les tensions inutiles sont désormais éliminées.

- ✓ Respiration abdominale.

Respirer de façon plus abdominale, en posant les mains, doigts entrecroisés sur le ventre et sentir le ventre se gonfler comme une vague qui avance à l'inspiration, et se dégonfler comme la vague qui s'efface à l'expiration.

Noter les modifications que cette respiration apporte, et faire une pause d'intégration le temps de ressentir que toutes les tensions physiques liées au stress et à l'anxiété sont désormais éliminées.

- ✓ Respiration avec la bouche dans l'eau.

Positionner sa tête à moitié dans l'eau : le front, les yeux et le nez hors de l'eau, la bouche et le menton dans l'eau. Inspirer profondément par le nez et souffler complètement par la bouche dans l'eau.

Mettre en place une respiration fluide et régulière, chacun à son rythme. Ressentir tout le processus de la respiration, tous les effets sur l'organisme.

FICHE DE SYNTHESE : AQUA-SOPHROLOGIE

Séance type de sophrologie en milieu aquatique, notamment dans une piscine.

➢ ***Sophrologie Statique :***

- ✓ Installation dans une position agréable : Choix d'une position, en flottaison ou non, possibilité de s'aider de matériel aquatique.

- ✓ Observation de toutes les sensations : La fluidité extérieure et intérieure, l'énergie qui vibre à travers les différents organes, les sensations de lourdeur et de légèreté, les sons, les odeurs, les différentes températures…

- ✓ Descente intérieure, atteinte du niveau sophroliminal : Descendre au plus profond de soi-même, laisser venir des images ou sensations positives.

- ✓ Activation intra-sophronique : Renforcement de la confiance en soi, de la parfaite harmonie corps / esprit et de la réussite des projets à venir.

- ✓ Exercices de visualisation - Le monde sous-marin + L'algue : Observer le monde sous-marin, ressentir la fluidité, devenir une algue, un corps sans tension qui bouge au rythme de l'eau.

- ✓ Désophronisation + suggestion cadeau : Ramener avec soi les sensations de fluidité et de corps sans tension pour les jours, semaines et mois qui viennent.

➢ ***Sophrologie Dynamique :***

- ✓ Exercice de réchauffement : Bouger, faire des moulinets avec les bras – 30 secondes d'un côté puis 30 secondes de l'autre. Faire un petit exercice de Sophro Substitution Sensorielle.

- ✓ Observation de sa respiration naturelle dans l'eau : Mieux ressentir sa respiration grâce à l'eau et à la légèreté qu'elle procure - Pause d'intégration.

- ✓ Respiration thoracique : Respirer avec le haut du corps et sentir ses côtes flotter au rythme des inspirations et des expirations - Pause d'intégration.

- ✓ Respiration abdominale : Respirer de façon plus abdominale et sentir le ventre se gonfler comme une vague qui avance, et qui s'efface - Pause d'intégration.

- ✓ Respiration avec la bouche dans l'eau : Inspirer par le nez et souffler par la bouche dans l'eau pour mieux ressentir tout le processus - Pause d'intégration.

FSC
www.fsc.org
MIX
Papier | Fördert
gute Waldnutzung
FSC® C083411

Kolibri 360 GmbH
Ferdinand-Jühlke-Straße 7
99095 Erfurt, Deutschland
produktsicherheit@kolibri360.de

Druck:
CPI Druckdienstleistungen GmbH
im Auftrag der
Kolibri 360 GmbH
Ferdinand-Jühlke-Str. 7
99095 Erfurt